专用辅导教材

心理咨询师
基础知识

心理咨询师考试命题研究组　编

光明日报出版社

图书在版编目(CIP)数据

心理咨询师. 基础知识 / 心理咨询师考试命题研究组编. -- 北京 : 光明日报出版社,2017.7(2021.7 重印)
国家职业资格考试辅导教材
ISBN 978-7-5194-3178-5

Ⅰ. ①心… Ⅱ. ①心… Ⅲ. ①心理卫生 - 咨询服务 - 资格考试 - 教学参考资料 Ⅳ. ①R395.6

中国版本图书馆 CIP 数据核字(2017)第 182956 号

心理咨询师. 基础知识

XinLi Zixunshi. Jichu Zhishi

编　　者:心理咨询师考试命题研究组
责任编辑:曹　杨　　　　责任校对:刘　珂
封面设计:学思铭教育　　　　责任印制:曹　净
出版发行:光明日报出版社
地　　址:北京市西城区永安路 106 号,100050
电　　话:010-63169890(咨询),010-63131930(邮购)
传　　真:010-63131930
网　　址:http://book.gmw.cn
E - mail:caoyang@gmw.cn
法律顾问:北京德恒律师事务所龚柳方律师
印　刷:新乡市天润印务有限公司
装　订:新乡市天润印务有限公司
本书如有破损、缺页、装订错误,请与本社联系调换,电话:010-63131930
开　本:185 mm × 260 mm　　　　印张:14.5
字　数:372 千字
版　次:2017 年 7 月第 1 版
印　次:2021 年 7 月第 4 次印刷
书　号:ISBN 978-7-5194-3178-5
定　价:45.00 元

目 录 CONTENTS

第一章　基础心理学知识 ……………………………………………… 1

- 考纲图析 ……………………………………………………………… 1
- 知识解读 ……………………………………………………………… 2

第一节　绪　论 …………………………………………………… 2

第二节　心理活动的生理基础 ………………………………… 6

第三节　感觉、知觉 ……………………………………………… 10

第四节　记　忆 …………………………………………………… 15

第五节　思维、言语与想象 …………………………………… 17

第六节　意识和注意 ……………………………………………… 20

第七节　需要和动机 ……………………………………………… 23

第八节　情绪、情感和意志 …………………………………… 25

第九节　能力和人格 ……………………………………………… 28

- 同步自测 ……………………………………………………………… 33
- 答案详解 ……………………………………………………………… 34

第二章　社会心理学知识 ……………………………………………… 36

- 考纲图析 ……………………………………………………………… 36
- 知识解读 ……………………………………………………………… 37

第一节　概　述 …………………………………………………… 37

第二节　社会化与自我概念 …………………………………… 43

第三节　社会知觉与归因 ……………………………………… 48

第四节　社会动机与社交情绪 ………………………………… 52

第五节　态度形成与态度转变 ………………………………… 57

第六节　沟通与人际关系 ……………………………………… 61

第七节　社会影响 …… 65

第八节　爱情、婚姻和家庭 …… 69

○ 同步自测 …… 73

○ 答案详解 …… 76

第三章　发展心理学知识 …… 79

○ 考纲图析 …… 79

○ 知识解读 …… 80

第一节　概　述 …… 80

第二节　婴儿期的心理发展 …… 87

第三节　幼儿期的心理发展 …… 96

第四节　童年期的心理发展 …… 103

第五节　青春发育期的心理发展 …… 109

第六节　青年期的心理发展 …… 115

第七节　中年期的心理发展变化 …… 118

第八节　老年期的心理发展变化 …… 120

○ 同步自测 …… 123

○ 答案详解 …… 125

第四章　变态心理学与健康心理学知识 …… 128

○ 考纲图析 …… 128

○ 知识解读 …… 129

第一节　变态心理学概述 …… 129

第二节　心理正常与心理异常 …… 131

第三节　常见心理异常的症状 …… 132

第四节　常见精神障碍 …… 141

第五节　心理健康与心理不健康 …… 147

第六节　心理不健康状态的分类 …… 149

第七节　关于健康心理学 …… 152

第八节　压力与健康 …… 154

○ 同步自测 …… 158
○ 答案详解 …… 160

第五章　心理测量学知识 …… 163
○ 考纲图析 …… 163
○ 知识解读 …… 164
第一节　概　述 …… 164
第二节　测验的常模 …… 170
第三节　测验的信度 …… 174
第四节　测验的效度 …… 178
第五节　项目分析 …… 183
第六节　测验编制的一般程序 …… 185
第七节　心理测验的使用 …… 189
○ 同步自测 …… 193
○ 答案详解 …… 196

第六章　咨询心理学知识 …… 198
○ 考纲图析 …… 198
○ 知识解读 …… 199
第一节　概　述 …… 199
第二节　历史上的几种理论观点 …… 204
第三节　心理咨询的对象、任务、分类和一般程序 …… 209
第四节　不同年龄阶段的心理咨询 …… 213
第五节　婚恋、家庭心理咨询 …… 214
第六节　性心理咨询 …… 215
○ 同步自测 …… 221
○ 答案详解 …… 224

第一章　基础心理学知识

考纲图析

- 基础心理学知识
  - 绪论
    - 基础心理学的研究对象及内容
    - 人的心理的本质
    - 心理学发展简史
    - 研究心理现象的原则和方法
  - 心理活动的生理基础
    - 神经系统的构造及功能
    - 内分泌系统与心理
    - 高级神经活动的反射学说
  - 感觉、知觉
    - 感觉概述
    - 感受性与感觉阈限
    - 各种感觉
    - 感觉现象
    - 知觉概述
    - 知觉的种类
  - 记忆
    - 记忆及记忆过程
    - 遗忘及遗忘规律
    - 遗忘的原因及系列位置效应
  - 思维、言语与想象
    - 思维概述
    - 思维的种类
    - 概念形成与问题解决的思维过程
    - 语言与言语
    - 表象和想象
  - 意识和注意
    - 意识概述
    - 注意概述
    - 注意的特征
  - 需要和动机
    - 需要与动机概述
    - 需要层次理论
  - 情绪、情感和意志
    - 情绪和情感概述
    - 情绪和情感的两极性及变化的维度
    - 情绪和情感的种类
    - 意志
  - 能力和人格
    - 能力
    - 人格
    - 气质
    - 性格
    - 人格理论

知识解读

第一节　绪　论

一、基础心理学的研究对象及内容（掌握）

1. 心理学的定义

研究心理现象发生、发展及活动规律的科学就是心理学。

2. 基础心理学的定义

基础心理学着重于总结心理活动最普遍、最一般的规律，是一般规律的心理学的基础学科。基础心理学的研究对象是正常成人的心理现象。

3. 基础心理学的内容

基础心理学的内容可以分为认知；情绪、情感和意志；需要和动机；能力和人格四个方面。

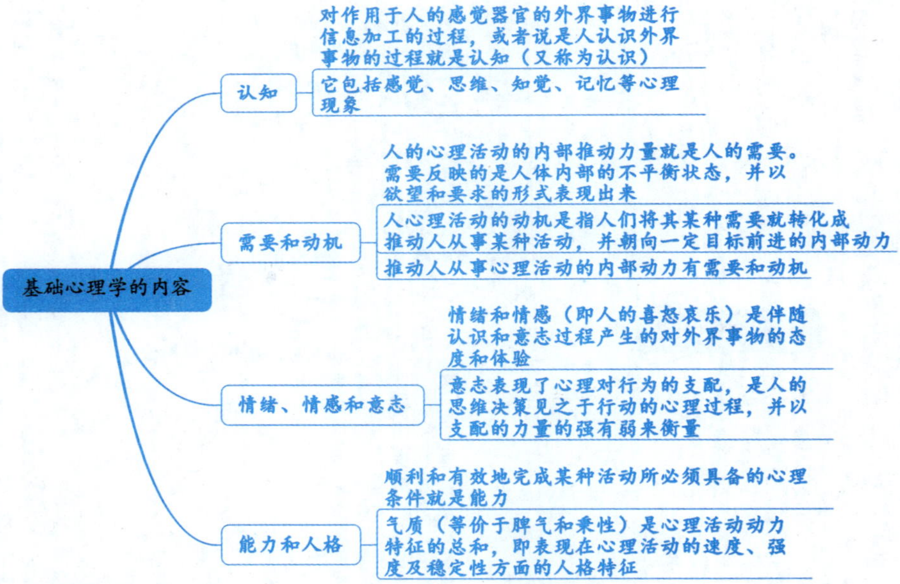

4. 心理现象

心理现象是心理活动的表现形式。

心理过程是指认知、情绪和情感及意志活动。

二、人的心理的本质（掌握）

1. 心理发展与神经系统

心理现象的产生是和神经系统的出现相联系的，仅对外界刺激作出反应的植物和低等动物都有，但不能说它们有心理现象，只有有神经系统的动物才会有心理现象。

2. 动物的心理发展

发展阶段	概　述
感觉阶段	无脊椎动物发展到环节动物阶段开始有了简单的心理现象，神经系统非常简单
知觉阶段	脊椎动物中出现了脊髓和脑，神经系统有了很大的发展，它们有了各种感觉器官，并能对物体产生了整体的认识，即有了知觉的心理现象
思维的萌芽阶段	作为高级哺乳动物的灵长类，它们的大脑有了更高程度的发展，不仅有了知觉的心理现象，而且还能够认识到事物之间的外部联系，但不能认识到事物的本质和事物之间的内在联系

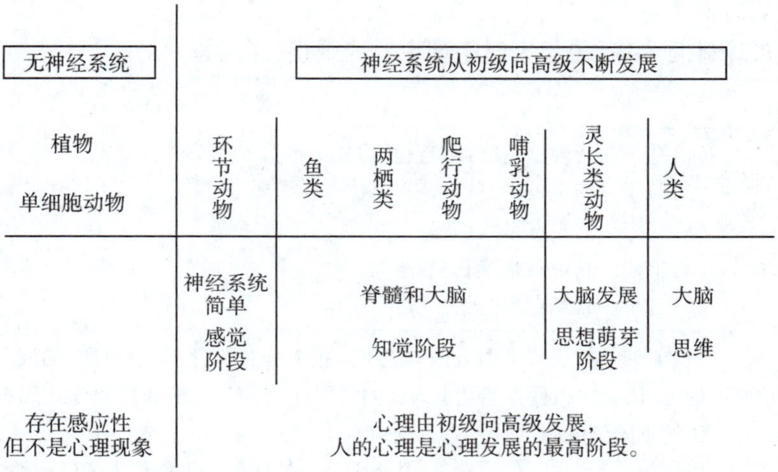

注意：只有人类才有思维，能进行抽象思维，能透过现象认识到事物的本质及事物之间的内在联系。

人类有思维是人的心理和动物心理的本质区别。

典题精练

【例1·单选题】动物心理发展经历了（　　）阶段。

A. 感觉、知觉、思维　　B. 感觉、知觉、思维萌芽

C. 感觉、知觉、情感、思维　　D. 知觉、情感、思维、意识

B。【解析】动物心理发展经历了感觉、知觉、思维萌芽三个阶段。只有人类才有思维，能进行抽象思维，能透过现象认识到事物的本质及事物之间的内在联系。

3. 心理是脑的机能

心理是脑的机能，脑是心理活动的器官，大脑是神经系统发展的产物。从神经系统中，尤其是大脑在心理发展中的历程可以看出，人的大脑是物质发展的最高产物，人的心理是心理发展的最高阶段。

4. 心理是对客观现实的反映

大脑为心理现象的产生提供物质基础，且心理是大脑所具有的功能（即反映的功能）。其中，客观现实是心理的源泉和内容。

心理的特点包括：

(1)心理的反映是能动的反映。

(2)心理不是大脑活动的物质产品，而是大脑活动的结果。

(3)心理现象不仅是脑的机能，还受社会的制约，是自然和社会相结合的产物，心理学是自然科学、社会科学之间相结合的中间科学(或边缘学科)。

三、心理学发展简史(识记)

1. 科学心理学的建立

德国著名心理学家艾宾浩斯提出心理学有一个很长的过去，却只有一个短暂的历史。

2. 古代的中外哲学家、思想家对心理现象的观点(了解即可)

要　点	内　容
中国代表人物及其观点	(1)孔子。其观点是“性相近也，习相远也”。 (2)孟子。其观点是“性善论”。 (3)荀子。其观点是“性恶论”。 (4)世硕。其观点是“有善有恶”。 (5)告子。其观点是“无善无恶”
西方代表人物及其观点	(1)希波克拉底——西方医学之父。把人分为胆汁质、多血质、黏液质和抑郁质四种，且认为这四种类型是由人体内黄胆汁、血液、黏液和黑胆汁这四种液体所占的比例不同形成的。 (2)盖伦。提出了气质概念，并将希波克拉底的分类称作人的气质类型

3. 心理学成为独立的学科(19 世纪中叶)

代表人物	重要贡献
德国生理学家韦伯	1840 年，发现了差别感觉阈限的定律，也就是韦伯定律
德国心理学家费希纳	1860 年，发现了费希纳定律，开创了心理物理学的研究
德国心理学家赫尔姆霍兹	测定了神经传导的速度，研究了颜色视觉、听觉及空间知觉
德国心理学家艾宾浩斯	开创了记忆的实验研究
德国心理学家冯特	1879 年，在莱比锡大学创建了世界上第一个心理学实验室，标志着科学心理学诞生

4. 学派纷争(19 世纪末 20 世纪初)

学派名称	创始人	主要观点
构造心理学	冯特和铁钦纳	主张采用内省实验的方法，分析意识的内容，并且找出其组成部分和组成部分如何联结成各种复杂心理过程的规律

（续表）

学派名称	创始人	主要观点
机能主义心理学	杜威和安吉尔	(1)主张意识是一个连续的整体,反对把其分解为感觉、情感等元素。 (2)强调心理的适应功能,反对将心理看作一种不起作用的副现象。 (3)重视心理学的实际应用,反对将心理学只看作一门纯科学。 强调心理在适应环境中的机能作用
行为主义学	华生	行为主义学是一种典型的环境决定论的观点。其主张心理学的研究对象不是意识,而是人和动物的整体行为。 行为主义学认为,心理学研究行为的任务是查明刺激和反应之间的规律性关系(即 S－R),由此就能依据刺激推知反应,依据反应推知刺激。只要确定了刺激与反应之间的关系,就能够预测行为,并通过控制环境去塑造人的心理及行为
格式塔心理学 (完形心理学)	魏特海墨、 克勒、科夫卡	反对将心理现象分解为组成它的元素,主张从整体上研究心理现象
精神分析学	弗洛伊德	认为人的心理包括意识－潜意识－无意识。 将心理结构分为本我、自我、超我三个层次

典题精练

【例 2 · 单选题】主张通过探究刺激和反应之间的规律性关系来预测行为的学派是(　　)。

A. 机能主义心理学　　B. 构造主义心理学

C. 人本主义心理学　　D. 行为主义心理学

D。【解析】美国心理学家华生创立了行为主义,他认为,心理学研究行为的任务,就在于查明刺激与反应之间的规律性关系,由此就能根据刺激推知反应,根据反应推知刺激。只要确定了刺激和反应(即 S－R)之间的关系,就可以预测行为,并通过控制环境去塑造人的心理和行为。

5. 当代心理学研究的主要取向(20 世纪二三十年代至今)

学　派	观　点
人本主义心理学 (代表人物: 罗杰斯、马斯洛)	人本主义心理学(在西方称为“心理学的第三势力”)反对弗洛伊德主义,也反对行为主义。以人为本,重视人自身的价值,提倡充分发挥人的潜能
认知心理学 (信息加工心理学)	使用计算机科学建立认知模型,以信息加工的观点研究人的认知活动,揭示人的心理活动规律
生理心理学	研究心理活动的生理基础和脑的机制

四、研究心理现象的原则和方法（识记）

1. 研究心理现象的原则

（1）辩证发展原则。心理现象是发展的、变化的，同时也是相互联系、相互制约的。

（2）客观性原则。在研究心理现象过程中，要采用科学的手段，做到实事求是。

（3）理论联系实际原则。研究心理学是为了运用心理活动的规律为人类的实践活动服务。

2. 研究心理现象的方法

（1）调查法。调查法是以口头（访谈法）或书面（问卷法）的方式就某一问题向被调查对象进行调查研究的方法。心理量表法也属于调查的一种方法。

（2）观察法。观察法是在自然条件下，有目的及有计划地系统观察人的行为、活动，并从中发现心理现象产生和发展的规律的方法。

（3）实验法。主试者在严格的条件控制下，观察被试者的行为或活动，研究客观条件和人的心理活动之间的因果联系的研究方法就是实验法。影响实验法的变量有：

①自变量（刺激变量）。

②因变量（反应变量）。

③额外变量（额外因素）。

（4）个案法（个案历史技术）。就某一被试者的多方面（包括历史资料、作业成绩、测验结果和别人对他的评价等）进行深入详细研究，来发现影响某种心理和行为的原因的方法就是个案法。个案法强调的是个体之间的差异。需要注意的是个案法的信度和效度都是很难做出判断的。

第二节 心理活动的生理基础

一、神经系统的构造及其功能（识记）

1. 神经元及其功能

神经元是组成神经系统的神经细胞，是神经系统的基本结构单位和功能单位。

细胞体、树突、轴突三部分组成了神经元。

接受刺激（信息）、传递信息和整合信息是神经元的功能。神经元可分为感觉神经元、中间神经元和运动神经元。

神经元	感觉神经元（传入神经元）	把神经冲动从感觉器官传至神经中枢
	中间神经元（联络神经元）	在感觉神经元和运动神经元之间起联络作用
	运动神经元（传出神经元）	把神经中枢发出的指令传至效应器官

2. 外周神经系统及其功能

- 外周神经系统
  - 从解剖上看
    - 脑神经(12 对)
    - 脊神经(31 对)
  - 从功能上看
    - 躯体神经系统
    - 自主神经系统(植物神经)
      - 交感神经
      - 副交感神经

遍布全身的神经组成了外周神经系统。外周神经是联系感觉输入和运动输出的神经机构。

(1)从解剖上看,外周神经系统包括 12 对脑神经(分为感觉、运动和混合神经)和 31 对脊神经(由脊椎两侧的椎间孔发出,分管颈以下的身体相关部位的感觉和运动)。

(2)从功能上划分,外周神经系统分为躯体神经系统和自主神经系统。

躯体神经是到达各个感觉器官和运动器官的神经。

自主神经(又称为植物神经)来自脑神经和脊神经,分布在心脏、血管、呼吸器官、肠胃平滑肌和腺体等内脏器官,并支配内脏器官。自主神经根据其中枢部位及形态特点,可分为交感神经和副交感神经。

交感神经的功能是唤醒有机体,调动有机体的能量。

副交感神经的功能是使有机体恢复或维持安静的状态,使有机体储备能量,维持有机体的机能平衡。

自主神经在一般情况下是不受意识支配的,但经过特殊训练之后,意识或意念可在一定程度上调节自主神经的活动。

典题精练

【例 3 · 单选题】从功能上划分可以把外周神经分为(　　)。

A. 躯体神经系统和自主神经系统　　B. 交感神经和副交感神经

C. 脊神经和脑神经　　D. 脑神经和交感神经

A。【解析】从解剖上看,外周神经系统包括 12 对脑神经和 31 对脊神经。从功能上划分,又可以将外周神经系统分为躯体神经系统和自主神经系统。

3. 中枢神经系统及其功能

(1)脊髓。中枢神经系统最低级的部位就是脊髓。脊髓除了能够传递信息之外,还能完成一些简单的反射,如膝跳反射等。

(2)脑干。在颅腔内与脊髓相连接的部位就是脑干。脑干是脑的最古老的部位,也是维持生命的基本活动的主要机构,包括延脑(又叫延髓)、中脑和桥脑三个部分。

脑干网状结构调节着脑结构的兴奋性水平,是调节睡眠与觉醒的神经结构。它使有机体在一定的刺激作用下,保持一定的唤醒水平与清醒状态,维持注意并激活情绪。

(3)间脑。间脑由丘脑、上丘脑、下丘脑和底丘脑四个部分构成,位于脑干之上,被大脑两半球覆盖着。

(4)小脑。小脑的功能如下图所示：

小脑 { 保持身体平衡；调节肌肉紧张度；实现随意和不随意运动 }

4. 大脑的结构与功能

大脑皮质的特点有：

(1)倒置——上脚下头(面部五官的位置是正的)。

(2)部位的敏感性与大脑面积——正相关。

(3)对侧传导——交叉控制。

大脑半球的外侧面划分类型	所处大脑皮质区域	功　能
颞叶	颞上回和颞中回	以听觉功能为主
枕叶	枕叶的枕极	以视觉功能为主
顶叶	中央后回	以躯体感觉功能为主
额叶	中央前回	以躯体运动功能为主

5. 大脑半球功能的不对称性

大脑两半球功能的不对称性叫做“单侧化”。

20 世纪 60 年代,美国神经心理学家罗杰·斯佩里做了“割裂脑”的实验。该实验证明了,对于右利手的人来说,大脑左半球的言语功能占优势,右半球的空间知觉和形象思维功能占优势。

二、内分泌系统与心理(识记)

垂体腺、肾上腺、甲状腺、胸腺、胰腺、性腺一起组成了内分泌系统。

1. 垂体腺

由垂体前叶和垂体后叶组成的垂体腺位于丘脑下部,受丘脑控制。

垂体前叶将直接影响生长的速度及生长持续的时间,并影响其他腺体的活动。

垂体后叶控制着泌尿、血压,并影响着分娩及乳汁的分泌。

2. 肾上腺

由肾上腺皮质和肾上腺髓质组成的肾上腺位于肾脏的上部。

肾上腺皮质分泌的肾上腺类固醇,对平衡生理和情绪很有作用。

肾上腺髓质分泌肾上腺素和去甲肾上腺素。

3. 甲状腺

甲状腺位于气管下端的两侧,分泌甲状腺素。

甲状腺的功能有促进机体的代谢和增进机体的发育。

甲状腺分泌功能亢进者的表现有饭量剧增但体重并不增加,过分敏感、紧张,情绪容易激动。

甲状腺分泌功能不足者的表现有记忆力减退、精神萎靡、容易疲劳。在儿童期患者表现为呆小症。

4. 性腺

睾丸是男性的性腺，卵巢是女性的性腺。性腺控制激素的分泌，促进第二性征的发育。

三、高级神经活动的反射学说（识记）

1. 巴甫洛夫学说的几个基本概念

要　点	内　容
兴奋和抑制	兴奋和抑制是神经活动的基本过程。 其中，神经活动由静息状态或较弱的活动状态，转为活动的状态或较强的活动状态就是兴奋。反之就是抑制。 兴奋和抑制两种神经过程相互联系、相互作用，还可相互转化
反射、反射弧和反馈	一个反射活动是指感觉器官在接收外界刺激后，产生神经冲动，神经冲动沿感觉神经传至神经中枢，神经中枢再发出指令，经运动神经传至运动器官，对外界刺激做出回答性反应。 反射就是有机体在神经系统参与下，对内外环境刺激做出的规律性回答。 反射弧由感受器、传入神经、反射中枢（脑和脊髓）、传出神经和效应器组成，是实现反射活动的神经通路。 把反射活动的结果返回传到神经中枢，使神经中枢及时获得效应器活动的信息，从而更有效地调节效应器活动的过程就是反馈
无条件反射和条件反射	无条件反射是动物和人生来就具有的、不需要学习就会的反射。 条件反射是个体通过模仿和学习，在无条件反射的基础上形成的反射。 经典条件反射是巴甫洛夫所研究的条件反射。 操作条件反射（或工具条件反射）是斯金纳所研究的条件反射

典题精练

【例4·单选题】实现反射活动的神经通路叫（　　）。

A. 外周神经系统　　B. 反射弧

C. 反馈　　D. 神经元

B。【解析】题中所述是反射弧的定义。

2. 巴甫洛夫发现的几个高级神经活动的基本规律

要　点	内　容
条件反射的抑制	外抑制是指额外刺激的出现使条件反射停止反应。 并不是在任何情况下都会出现条件反射，有时条件反射也会受到抑制。 超限抑制（或保护性抑制）是指神经细胞长时间的工作，或者受到强烈刺激的作用，会使条件反射受到抑制。引起超限抑制（或保护性抑制）的原因是神经细胞自身会有自我保护的反应，突然的强烈的刺激会伤害神经细胞的功能，神经细胞自我保护功能就会终止条件反射。 消退抑制是指对于已经形成的条件反射当不再给予强化的时候，条件反射就会被抑制。 分化抑制是指如果只给条件刺激物强化，其他刺激不予强化，那么，对其他刺激的反应就会逐渐地消失

（续表）

要　点	内　容
扩散与集中	扩散和集中是神经过程在大脑皮层上运动的基本形式。 扩散是一个地方的神经细胞的兴奋引起它周围其他神经细胞的兴奋的形式。如条件反射的泛化。 集中是指当条件反射多次进行，通过学习和训练，区别了不同的刺激，形成了分化，只对条件刺激物进行反应的形式。 当兴奋和抑制的强度过大或过小时，易于扩散；当它们的强度适中时，就容易集中
相互诱导	相互诱导是指当一种神经过程进行的时候，可以引起另一种神经过程的出现。诱导分为负诱导和正诱导。 负诱导是指在兴奋过程发生的同时，在原发点的周围或原发点上出现的较强的抑制过程。 正诱导是指在抑制过程发生的同时，在原发点的周围或原发点上出现的较强的兴奋过程。 诱导可以是同时性的诱导（发生在不同的部位上），也可以是继时性的诱导（发生在同一部位上）
动力定型	动力定型是指大脑皮层对刺激的定型系统所形成的反应定型系统。 巴甫洛夫认为： （1）人的习惯的生理基础是动力定型。 （2）动力定型遭到破坏时，会引起人们的消极情绪反应

第三节　感觉、知觉

一、感觉概述（识记）

1. 感觉的定义

人脑对直接作用于感觉器官的客观事物的个别属性的反映就是感觉（不同于记忆）。

2. 感觉的种类

- 感觉的种类
  - 外部感觉
    - 视觉
    - 听觉
    - 嗅觉
    - 味觉
    - 皮肤感觉：触觉、温觉、冷觉、压觉、振动觉和痛觉
  - 内部感觉
    - 运动觉
    - 平衡觉
    - 机体觉（内脏感觉）

二、感受性与感觉阈限(掌握)

1. 定义

感受性是指感觉器官对适宜刺激的感觉能力。感受性与感觉能力成正比:感觉能力弱,感受性就低;感觉能力强,感受性就高。

感觉阈限是指能引起感觉的最小刺激量。感受性是用感觉阈限来度量的,二者成反比:阈限值低感受性高,阈限值高感受性低。

刺激是指客观物体对感觉器官发生的作用。其中,发生作用的物体叫刺激物。刺激分为适宜刺激和非适宜刺激,如声音对于听觉器官是适宜刺激,对于视觉器官则是非适宜刺激。

2. 种类

感觉阈限包括差别感觉阈限和绝对感觉阈限;感受性包括差别感受性和绝对感受性。

绝对感觉阈限(又称为绝对阈限)是指刚刚能引起感觉的最小刺激强度。绝对感觉阈限是对绝对感受性的度量。

差别感觉阈限(或叫差别阈限、最小可觉差)是指刚刚能引起差别感觉的刺激的最小变化量。差别感觉阈限是对差别感受性的度量。

要　点	韦伯定律	费希纳定律
提出者	德国生理学家韦伯	德国心理学家费希纳
公式	$\Delta I/I = K$ 其中,ΔI 为差别阈限, I 为原来的刺激强度, K 为韦伯分数(韦伯常数)	$S = K \cdot \lg R$ 其中,S 为心理量, R 为物理量, K 为常数
使用范围	只适用于中等强度刺激	只适用于中等强度的刺激

典题精练

【例 5 · 单选题】(　　)是引起感觉的最小刺激量。

A. 绝对感觉阈限　　B. 差别感觉阈限

C. 感受性　　D. 感觉阈限

D。【解析】绝对感觉阈限是刚刚能引起感觉的最小刺激强度;差别感觉阈限是刚刚能引起差别感觉的刺激的最小变化量;感受性是感觉器官对适宜刺激的感受能力。

三、各种感觉(掌握)

1. 视觉

波长在 380 ~ 780 纳米之间的电磁波(光波)称为视觉的适宜刺激。

视觉神经细胞组成的薄膜即是视网膜。视网膜由外到里分别是视细胞层(由直接接收光刺激的视觉细胞组成的)、双极细胞层和节细胞层。

视细胞层上有锥体细胞和杆体细胞两种视觉神经细胞。

(1)锥体细胞能分辨物体的细节和颜色,即明视觉。它主要集中在中央窝及其附近,呈圆锥状,中间粗两端细,在强光作用下起作用。

(2)杆体细胞只能分辨物体的明暗和轮廓,即暗视觉。它呈杆状,集中在视网膜的边缘及其附近,对弱光敏感。

视觉的产生过程是从视网膜出来的视神经,最终到达大脑皮层的枕叶后端(即枕极的视觉中枢部位)。

颜色混合有:色光混合、颜料混合。

色觉异常按照异常的程度,可分为色弱、部分色盲和全色盲三种。色觉异常绝大多数是遗传得来的。

色觉有缺陷的人是靠明度上的差别来辨认颜色的,如果明度相同而色调不同的颜色他们就分辨不出来了。

2. 听觉

听觉的适宜刺激是 16 ~ 20000 赫兹的空气振动(声波)。比 20000 赫兹高的超声和比 16 赫兹低的次声人们是听不到的。人耳感受性和耐受性比较高的声音频率范围是 1000 ~ 4000 赫兹。

听觉器官是由耳郭、外耳道、鼓膜、听小骨、内耳构成。

听觉感受器是内耳中的科蒂氏器官(耳蜗的基底膜上)。

听觉产生途径是声波→科蒂氏器官→听神经→丘脑→颞上回和颞中回。

声音的三个特征是音调、音色、响度。音调是由声波的频率决定的;音色由声波的波形决定的;响度是由声波的振幅决定的。

3. 嗅觉

嗅觉是最古老的感觉,其感受器是鼻腔上部黏膜上的嗅细胞。

4. 味觉

接收味觉刺激的感受器是分布在舌面、上颚上面的味蕾。

能溶解的、有味道的物质是味觉的适宜刺激。

味觉的产生过程是:味觉刺激物随着溶液刺激味蕾,味蕾将味觉刺激的化学能量转化为神经能,然后沿舌咽神经传至大脑中央后回。

最基本的味觉有四种:甜、酸、苦、咸。其中,舌尖对应甜,舌边前部对应咸,舌边后部对应酸,舌根对应苦。味觉的感受性和机体的生理状况也有密切的联系。

5. 皮肤感觉

皮肤上能分辨出来的感觉有振动觉、触觉、压觉、冷觉、温觉和痛觉。

6. 平衡觉(静觉)

平衡觉的感受器是内耳中的前庭器官,包括耳石和三个半规管,反映了人体的姿势与地心引力的关系。人们凭着平衡觉可以分辨出自己是站立、还是平躺,是在做加速、减速,还是在做直线、曲线运动。

平衡器官过于敏感会造成晕船和晕车。

典题精练

【例6·单选题】人们依靠(　　)来分辨自己是直立、还是平卧。

A. 视觉　　B. 皮肤感觉

C. 平衡觉　　D. 运动觉

C。【解析】凭着平衡觉,人们就能分辨自己是直立、还是平卧,是在做加速、减速,还是在做直线、曲线运动。晕船和晕车是平衡器官过于敏感造成的。

7. 运动觉(动觉)

运动觉的感受器分布在肌肉(肌梭)、筋腱(腱梭)、关节(关节小体)中,反映身体各部分的位置、运动和肌肉的紧张程度。

8. 内脏感觉(机体觉)

内脏感觉的感受器分布在内脏器官的壁上。窒息的感觉,饥饿、饱胀、渴的感觉,疲劳的感觉,便意、性以及痛的感觉等都属于内脏感觉。

内脏感觉的性质比较模糊;内脏感觉还具有放射的性质。

各种内脏器官的工作处于正常状态时,不会有内脏感觉;只有某个内脏器官发生异常或病变的时候,才会有明显的内脏感觉。

9. 痛觉

机体受到伤害时产生的感觉就是痛觉。

痛觉对机体具有保护性的作用。

人们之间对于痛觉的感受性的差别在很大程度上和个体对疼的认识、态度、性格和意志特点有关。

四、感觉现象(重点掌握)

1. 感觉适应

感觉适应是指在外界刺激持续作用下而使感受性发生变化的现象。如对暗适应和对光适应。如“入芝兰之室久而不闻其香,入鲍鱼之肆久而不闻其臭”。

2. 感觉后像

感觉后像是指外界刺激停止作用后,还能暂时保留一段时间的感觉形象。如电灯灭了,眼睛里还保留着亮灯泡的形象。

感觉后像有正后像和负后像两种情况,并且他们可以相互转换,后像持续的时间和刺激的强度成正比。

3. 感觉对比

感觉对比是指不同刺激作用于同一感觉器官,使感受性发生变化的现象。如红花还得绿叶配。

4. 联觉

联觉是指一种刺激引起一种感觉的同时还引起另一种感觉的现象。如看到红色会觉得温暖。

典题精练

【例7·单选题】声音停止后,余音还在萦绕是(　　)。

A. 感觉后像　　B. 感觉对比

C. 感觉适应　　D. 联觉

A。【解析】当外界刺激停止作用后,还能暂时保留一段时间的感觉形象是感觉后像。声音停止后,还能短暂感觉余音萦绕。

五、知觉概述(识记)

1. 知觉的定义

直接作用于感觉器官的客观物体的整体在人脑中的反映就是知觉。

知觉源于感觉,但已高于感觉。

2. 知觉的基本特征

(1)选择性:在某一时刻,人们不能感受到所有的刺激,只能根据感觉通道的容量和自己的需要,选择一部分物体当作知觉的对象,知觉得格外清晰,而把其他对象当作背景,知觉得比较模糊,即有选择地知觉外界物体。

(2)整体性:在过去经验的基础上,把物体的各个部分、各种属性结合起来成为一个整体的特性。

(3)理解性:在知觉外界物体时,人们用过去的经验对其加以解释,并用词把它揭示出来的特性。

(4)恒常性:在一定范围内,知觉的条件发生了变化,而知觉的映像却保持相对稳定不变。

六、知觉的种类(掌握)

1. 空间知觉

空间知觉是对物体的大小、形状、距离、方位等空间特性的知觉。

空间知觉包括:

(1)大小知觉。大小知觉的决定因素有:物体在视网膜上形成的视像的大小、物体与观察者之间的距离、周围参照物等。

(2)形状知觉。

(3)距离知觉。距离知觉又叫立体知觉、深度知觉,是判断距离远近的知觉。判断距离远近的线索有:

①肌肉运动线索。具体包括眼睛的调节作用和双眼视轴辐合。

②单眼线索。具体包括对象的重叠,线条的透视作用,空气的透视作用,明暗、阴影,运动视差。

③双眼线索。

(4)方位知觉。

典题精练

【例8·多选题】空间知觉包括(　　)等多种。

A. 大小知觉　　B. 形状知觉

C. 方位知觉　　D. 运动知觉

ABC。【解析】空间知觉包括大小知觉、形状知觉、距离知觉和方位知觉。

2. 时间知觉

对物质现象的延续性和顺序性的反映就是时间知觉。

时间知觉的产生可以借助的线索有:自然界昼夜的交替、四季周期性的变化;计时器提供的信息;人体生理活动、心理活动周期性变化等。

3. 运动知觉

对物体在空间中位移产生的知觉就是运动知觉。

运动知觉的产生要求物体运动有一定的速度,但是物体的位移速度不能太快或太慢,否则人们不能知觉到运动。

似动现象是指物体在空间并没有发生位移,却被知觉为运动的现象。

4. 错觉

错觉是在特定条件下产生的对客观事物的歪曲(这种歪曲常常带有固定的倾向)知觉。

只要具备了错觉产生的条件,通过主观努力是无法克服错觉产生的。

第四节　记　忆

一、记忆及记忆过程(掌握)

要　点	内　容
定义	过去的经验在人脑中的反映就是记忆
种类	(1)记忆按内容划分,可分为形象记忆、情绪记忆、情景记忆、动作记忆和语义记忆五种: ①形象记忆。对感知过的事物形象的记忆就是形象记忆。 ②情绪记忆。对自己体验过的情绪、情感的记忆就是情绪记忆。 ③情景记忆。对亲身经历过的,有地点、时间、人物和情节的事件的记忆就是情景记忆。 ④动作记忆。对身体的运动状态及动作技能的记忆就是动作记忆。 ⑤语义记忆。对用语词概括的各种有组织的知识的记忆就是语义记忆(又称为语词—逻辑记忆)。 (2)记忆按照是否意识到划分,可分为内隐记忆和外显记忆: ①内隐记忆。内隐记忆(又称为自动的、无意识的记忆)是个体并没有意识到,过去的经验却对当前的活动产生了影响。

（续表）

要　点	内　容
种类	②外显记忆。外显记忆（又称为受意识控制的记忆）是在意识的控制下，过去的经验对当前活动产生的有意识的影响。 (3)记忆按照记忆材料保存时间的长短以及信息的编码、储存和加工方式的不同划分，分为瞬时记忆（又称为感觉记忆、感觉登记）、短时记忆和长时记忆
过程	记忆过程的三个环节：识记、保持、回忆（再现）或再认。 其中，识记是记忆的开始，是保持、回忆的前提；保持是识记、回忆之间的中间环节；回忆是识记及保持的结果，也是对识记和保持的检验，通过回忆有助于巩固所学的知识

典题精练

【例9·单选题】按照信息保存时间的长短以及信息的编码、储存和加工方式的不同，把记忆分为（　　）。

A. 形象记忆和动作记忆　　B. 图像记忆和声像记忆

C. 外显记忆和内隐记忆　　D. 瞬时记忆、短时记忆和长时记忆

D。【解析】按照信息保存时间的长短以及信息的编码、储存和加工方式的不同，把记忆分为瞬时记忆、短时记忆和长时记忆三个系统。

二、遗忘及遗忘规律（重点掌握）

遗忘是对识记过的材料既不能回忆也不能再认，或者发生了错误的回忆或再认的现象。简单地说，遗忘是记忆的反面，要么记住了，要么遗忘了，二者不会同时存在。

德国心理学家艾宾浩斯对记忆与遗忘作了系统的研究，用无意义音节作为记忆的材料，发现遗忘进程是不均衡的，即先快后慢。后人利用艾宾浩斯的实验数据，以间隔时间为横坐标，以保存量为纵坐标，描绘出了一条说明遗忘进程的曲线，称为保持曲线（也有人称为遗忘曲线）。

典题精练

【例10·单选题】遗忘的进程通常是（　　）。

A. 先慢后快　　B. 先快后慢

C. 倒U型曲线　　D. U型曲线

B。【解析】德国心理学家艾宾浩斯经过大量实验查明了遗忘的进程：在识记后的最初阶段遗忘的速度很快，随着时间的推移，遗忘的速度越来越慢。

三、遗忘的原因与系列位置效应（重点掌握）

一般认为，造成遗忘的原因有自然的衰退、干扰两种情况。其中，干扰分为前摄抑制和倒摄抑制。前者是指先前学习的材料，对识记、回忆后学习的材料的作用；后者是指后

学习的材料,对识记、回忆先前学习的材料的作用。

系列位置效应是指记忆材料在系列中所处的位置对记忆效果产生的影响。

首因效应(又称为首位效应)是指系列开头的材料比系列中间的材料记得好。

近因效应(又称为新近效应)是指系列末尾的材料比系列中间的材料记得好。

第五节 思维、言语与想象

一、思维概述(识记)

1. 思维的定义和特征

思维是指人脑对客观事物的本质与事物之间内在联系的认识。

间接性和概括性是思维的最主要特征。

(1)间接性:对没有直接作用于感觉器官的客观事物以直接作用于感觉器官的事物为媒介加以认识。

(2)概括性:抽取一类事物的共同属性,形成概括性的认识。

2. 思维的智力操作过程

思维操作的基本形式有:分析、综合、抽象、概括。

要点	定义
分析	分析是在人的头脑中把事物分解成其各个部分或各种属性的过程
综合	综合是在人的头脑中将事物的各个部分或各种属性按照一定要求结合起来,形成整体的过程
抽象	抽象是在人的思想上把事物的共同属性和其本质特征抽取出来,并且去掉事物的非本质的属性和特征的过程
概括	概括是将抽取出来的事物的共同属性和本质特征联系在一起的过程

二、思维的种类(掌握)

划分依据	内容
按思维的形态划分	(1)形象思维。形象思维以直观形象和表象为支柱。 (2)动作思维。动作思维以实际动作为支柱。 (3)抽象思维。用词进行判断、推理并得出结论的过程就是抽象思维(又称为词的思维或逻辑思维)
按探索问题答案方向的不同划分	(1)辐合思维。辐合思维(又称为求同思维)是根据已知的信息与熟悉的规则进行的思维。 (2)发散思维。发散思维(又称为求异思维)是沿着不同的方向探索问题答案的思维。 二者是相辅相成、密切联系的
按是否具有创造性划分	(1)再造性思维。采用已知的方法去解决问题的思维就是再造性思维。 (2)创造性思维。采用独创的方法去解决问题的思维就是创造性思维

典题精练

【例11・单选题】建筑工人根据设计图纸建造大楼是(　　)。

A. 再创性思维　　B. 创造性思维

C. 辐合思维　　D. 发散思维

C。【解析】建筑工人按照已知的信息和规则(设计图纸和施工规则等)进行的大楼建设,属于辐合思维,又叫求同思维。

三、概念形成与问题解决的思维过程(掌握)

1. 概念形成

要　点	内　容
概念的内涵和外延	概念是人的大脑对客观事物本质特性的反映,且这种反映是以词来标示、记载的,是思维活动的产物和结果,是思维活动借以进行的单元。 概念的内涵是指概念所包含的事物的本质属性。 概念的外延是指属于概念的个体(即概念所包含的范围)。 概念的内涵与外延是一种相反的关系
概念形成	概念形成(又称为概念的掌握)指的是个体借助于语言,继承和学会包含于概念中的知识、经验的过程。 传统心理学是在自然环境中通过观察的方法对掌握概念进行研究的。 人工概念是认知心理学家为缩短研究的进程,便于控制变量而设计的

2. 问题解决及对问题解决的研究

要　点	内　容
问题解决的定义	在认知心理学上,为便于从问题的初始状态达到目标状态的过程,在问题空间中进行搜索即是问题解决。 问题空间是对问题解决情景的认识。其包括对所要解决的问题的初始状态和目标状态的认识、如何从初始状态过渡到目标状态的认识
影响问题解决的因素	(1)迁移的作用。已有的知识和经验对解决新问题的影响就是迁移。迁移有正迁移(促进)和负迁移(干扰)两类。 (2)原型启发的作用。原型启发是指从现实生活的事例中受到启发并找到解决问题的途径或方法。原型是对解决问题具有启发作用的事物。如水开时,水蒸气把壶盖顶起来(原型),瓦特受其启发发明了蒸汽机。 (3)定势的作用。个体在从事某种活动前的会对后边所从事的活动产生影响的心理准备状态就是定势

典题精练

【例 12 · 多选题】影响问题解决的原因包括(　　)。

A. 迁移作用　　B. 原型启发作用

C. 定势作用　　D. 动机作用

ABC。【解析】动机是心理活动的内在动力。

四、语言与言语(识记)

1. 语言与言语

语言是人们进行思维与交际的工具,是以语音或文字为物质载体,以词为基本单位,以语法为构建规则的符号系统。

言语是人们运用某种语言进行交流思想或与其他人进行交际的过程。

2. 言语活动的形式

言语包括听、说、读、写。

言语的形式分为外部言语和内部言语两类。

要　点	内　容
外部言语及其种类	外部言语是用来交际的言语。外部言语分为: (1)口头言语。口头言语分为: ①对话言语。 ②独白言语。 (2)书面言语
内部言语及其特点	内部言语是为了支持思维活动进行的不出声的言语。内部言语不能用来交际,其特点包括: (1)发音器官活动的隐蔽性。内部言语虽不出声,但在思考时发音器官依旧是活动的。 (2)言语的减缩性。在思考时,一个词能够代表一句话,一句话能够代表一个意思,且保证思维沿着正常方向进行。 (3)速度快

3. 言语活动的中枢机制

言语活动的中枢机制有:

(1)运动性言语中枢(又称为布洛卡中枢)。运动性言语中枢位于大脑左半球额下回靠近外侧裂的部位。若该地方发生病变就会引起表达性失语症,其表现形式为说话迟钝、费力,不能说出连贯、流畅的语言,但其发音器官并没有毛病,且患者能听懂别人说的话,能写字、认字。

(2)听觉性言语中枢(又称为威尔尼克中枢)。听觉性言语中枢位于顶叶、枕叶、颞叶交会处的颞上回。若该地方发生病变就会引起接受性失语症,其表现形式为能听到声音

（因为患者的听觉器官是正常的），但不能分辨语音，对字词也失去了理解的能力。

（3）视觉性言语中枢。视觉性言语中枢位于顶叶、枕叶交会处的角回。若该地方发生病变就会引起失读症，其表现形式为能看到字词，却不能理解字词的含义。

（4）书写中枢。书写中枢位于额中回，靠近中央前回。若该地方发生病变就会引起失写症，其表现形式为其他运动机能正常，但不能写字、绘画。

典题精练

【例 13 · 单选题】威尔尼克中枢受到严重损伤，患者会出现（　　）。

A. 接受性失语症　　B. 失读症

C. 表达性失语症　　D. 失写症

A。【解析】威尔尼克中枢受损时，能听到声音，但是不能分辨语音，对字词也失去了理解能力。视觉性言语中枢受损引起失读症；布洛卡中枢受损引起表达性失语症；书写中枢受损引起失写症。

五、表象和想象（识记）

1. 表象和想象的定义

过去感知过的事物的形象在头脑中再现的过程就是表象。表象属于记忆的范畴。

在大脑里对已有的表象进行加工和改造，创造出新的形象的过程就是想象。想象属于思维的范畴。

2. 想象的种类

按照想象是否有意识、有目的，可以将想象分为：

（1）有意想象。有意想象是个体在一定目的、意图和任务的影响下，有意识地进行的想象。有意想象可以分为：

①创造想象。不依据现成的描述及图示而独立地创造出新形象的过程就是创造想象。

②再造想象。根据语言描述或图表模型的示意，在头脑中形成相应的新形象的过程就是再造想象。

③幻想。与愿景相联系并指向未来的想象就是幻想。

（2）无意想象。没有预定目的，在某种刺激作用下进行的不自觉的想象即是无意想象，如梦，幻觉。

第六节　意识和注意

一、意识概述（掌握）

1. 意识

意识是在觉醒状态下的觉知，包括对自身内部状态的觉知、对外界事物的觉知以及对它们的评价。

意识是人的心理和动物的心理的根本区别，是人类大脑所特有的反映功能，既是物质发展到最高阶段的产物，也是自然进化的最高产物。

意识对人的身心系统起着统合、管理及调节的作用。

2. 无意识

无意识是指个体没有觉察到的心理活动和心理过程。

无意识包括对刺激的无意识和无意识的行为。

3. 意识的状态

(1)睡眠。人有三分之一的时间都在睡眠。

睡眠根据脑电波的变化可以分为4个阶段，整个过程大约要90分钟，此后便进入快速眼动睡眠阶段。

阶段	内容	持续时长
第一阶段	在这一阶段里，脑电波的频率较低且波幅较小。个体身体放松，呼吸变慢，很容易被外界刺激惊醒	大约持续10分钟
第二阶段	在这一阶段里，偶尔会出现短暂爆发的、频率高、波幅大的脑电波(叫睡眠锭)。个体很难被叫醒	大约持续20分钟
第三阶段	在这一阶段里，脑电波的频率将继续降低，波幅更大，且出现δ波，有时会出现睡眠锭	大约持续40分钟
第四阶段	在这一阶段里，脑电波大多呈现为δ波。个体的肌肉进一步放松，身体的各项功能指标都会变慢(称为深度睡眠阶段)	大约持续20分钟，并且前半夜长、后半夜短

(2)梦。梦是一种正常的生理现象和心理现象，梦一般出现在快速眼动睡眠阶段。

梦的特点包括：

①梦境的不连续性。该特点是梦的最主要特点。

②不协调性。

③认知的不确定性。

典题精练

【例14·单选题】梦境出现在(　　)阶段。

A. 浅度睡眠　　B. 深度睡眠

C. 第四个睡眠　　D. 快速眼动睡眠

D。【解析】在人的快速眼动睡眠阶段，出现了眼球的颤动，说明大脑的活动比一般的睡眠时期加剧，此时人正在做梦。

二、注意概述(掌握)

1. 注意的定义

注意是心理活动(意识活动)对一定对象的指向和集中,既是心理活动或意识活动的一个特点,也是心理过程的一种状态。

注意是个体进行心理活动的一个必要的条件,具有积极的、主动的意义。

2. 注意的种类

根据注意是否有预定目的可将其分为无意注意和有意注意。

(1)无意注意。无意注意(又称为不随意注意)是没有预定目的,且不需要付出意志努力就能维持。

(2)有意注意。有意注意(又称为随意注意)是有预定目的,需要付出一定意志努力才能维持。

其中,无意注意和有意注意是可以相互转换的。

三、注意的特征(重点掌握)

1. 注意广度

注意广度(又称为注意范围)是指意识在同一时间内所能清楚地把握对象的数量。在简单的任务下,注意的广度大约是7±2(即5~9个项目)。

典题精练

【例15·单选题】一般情况下,人的注意广度大约是(　　)个项目。

A. 4~6　　B. 5~9

C. 3~7　　D. 5~7

B。【解析】简单的任务下,注意的广度大约是7±2,即5~9个项目。

2. 注意的稳定性

注意的稳定性是指注意能稳定地保持在某一对象上的时间长短的特性。维持时间越长,注意越稳定。与其相反的则称为注意分散,又称为分心。

3. 注意转移

注意转移是指由于任务的变化,注意由一种对象转移到另一种对象上去的现象。

4. 注意分配

注意分配是指把注意在同一时间内指向于不同的对象,同时从事几种不同活动的现象。

注意分配的条件有:

(1)对同时进行的几种活动中,必须有一些活动是非常熟练的,甚至达到了自动化的程度。

(2)同时进行的几种活动之间有内在的联系。

第七节 需要和动机

一、需要与动机概述(掌握)

1. 需要

要点	内容
定义	需要主要表现为有机体对内外环境条件的欲求,是对有机体内部不平衡状态的反映。 需要是有对象的,不存在没有对象的需要。 人的需要包括生理的需要和社会性的需要。 需要不是静止不动的,是不断发展的,是人的活动积极性的源泉
类别	(1)从需要产生的角度进行划分,需要可以分为: ①自然需要。自然需要又称为生理需要或生物需要,是由生理的不平衡引起的需要,如休息、饮食、求偶等的需要。 ②社会需要又称为获得性需要,是反映社会要求而产生的需要,如求知、交往、成就等的需要。 (2)从满足需要的对象的角度进行划分,需要可以分为: ①物质需要。物质需要是对社会物质产品的需要,如对食品的需要、对工作和生活条件的需要等。 ②精神需要。精神需要是对社会精神产品的需要,如对文化科学知识的需要、对美的欣赏的需要等

典题精练

【例16·多选题】需要( )。

A. 是有机体内部的一种不平衡状态

B. 是有对象的,不存在没有对象的需要

C. 表现为有机体对内外环境条件的欲求

D. 是不断发展的

ABCD。【解析】需要是有机体内部的一种不平衡状态,表现为有机体对内外环境条件的欲求。需要都有对象,没有对象的需要是不存在的。需要不是静止不动的,是不断发展的。

2. 动机

要点	内容
定义	动机是在需要的基础上产生的,激发个体朝着一定目标活动,并维持这种活动的一种内在的心理动力

（续表）

要　点	内　容
产生	动机产生的原因有： (1)生理性动机(又称为内驱力),由生理需要引起,是推动个体为恢复机体内部平衡的唤醒状态。 (2)诱因,是动机的外部条件
种类	(1)有意识动机和无意识动机： ①有意识动机是能意识到自己活动目的的动机。 ②无意识动机是没有意识到或没有清楚地意识到活动目的的动机。 (2)生理性动机和社会性动机： ①生理性动机又叫驱力或内驱力,是由有机体的生理需要产生的动机,如休息、吃饭、穿衣、性欲等动机。 ②社会性动机是以人类的社会文化需要为基础而产生的动机。比如成就的需要产生的成就动机、交往的需要产生的交往动机、权利的需要产生的权力动机等都属于社会性动机。 兴趣、爱好等都属于人的社会性动机。 兴趣的品质有： a. 兴趣的广阔性。 b. 兴趣的倾向性。 c. 兴趣的持久性。 d. 兴趣的效能。 (3)内在动机和外在动机： ①内在动机是指由个体内在需要引起的动机。 ②外在动机是指个体在外部环境影响下产生的动机
动机和行为之间的关系	动机与行为之间的关系非常复杂,动机是行为活动背后的原因。不同行为可以由相同或相似的动机引起,同一行为也可以由不同动机引起

二、需要层次理论(重点掌握)

1. 需要的层次

1968 年,美国心理学家马斯洛提出需要层次理论。

马斯洛把人的需要分为生理需要、安全的需要、爱和归属的需要、尊重的需要和自我实现的需要五个层次。

2. 需要层次之间的关系

(1)较低层次的需要得到基本的满足后,较高层次的需要才会出现。

(2)层次越低的需要出现得越早,层次越高的需要出现得越晚。

(3)层次越低的需要力量越强。

(4)只能是少数的人能真正成为一个自我实现的人。

3. 对马斯洛需要层次理论的评价

马斯洛需要层次理论反映了人的需要由低级向高级发展的趋向和需要与行为之间的关系。但马斯洛需要层次理论忽视了人是处在一定社会中的人,人的需要是对客观现实的反映,并受到社会历史条件的制约。该理论具有假设的性质,需要进一步的科学证据。

典题精练

【例 17 · 单选题】马斯洛的需要层次理论中最高级的是(　　)。

A. 爱和归属的需要　　B. 安全的需要

C. 尊重的需要　　D. 自我实现的需要

D。【解析】马斯洛把人的需要分为五个层次:生理需要、安全的需要、爱和归属的需要、尊重的需要和自我实现的需要。需要的这五个层次是一个由低到高逐级形成并逐级得以满足的。

第八节　情绪、情感和意志

一、情绪和情感概述(识记)

1. 情绪和情感的定义

情绪和情感是人对客观外界事物的态度的内心体验,同时也是人脑对客观外界事物和主体需要之间关系的反映。

情绪和情感的性质有:

(1)情绪和情感是将人的需要作为中介的一种心理活动。

(2)情绪和情感是主体的一种主观感受。

(3)从一个人的外部表现可以观察出其情绪和情感上的变化。

(4)情绪和情感会引起个体的一定的生理上的变化。

2. 表情

表情是情绪和情感变化的外部表现形式,包括面部表情、言语表情和身段表情。

要　点	内　容
面部表情	面部表情是鉴别人的情绪和情感的主要标志。 面部表情能比较明显地表现出人的不同情绪和情感
言语表情	情绪和情感在说话的音调、速度、节奏等方面的表现
身段表情	身体动作上的变化,包括手势和身体的姿势

典题精练

【例18·多选题】言语表情是情绪和情感在说话的(　　)等方面的表现。

A.音调　　B.速度

C.节奏　　D.音色

ABC。【解析】言语表情是情绪和情感在说话的音调、速度、节奏等方面的表现。

3.情绪、情感的区别和联系

要　点	内　容
区别	情绪和情感强调了同一心理现象的两个不同的方面： (1)情绪是脑的活动过程。对于动物和人类均可以使用情绪这一概念。情绪具有情景性和易变性，且其伴随着明显的生理变化与外部行为的表现。 (2)情感代表的是感情的内容，是感情的体验与感受。情感具有更强的稳定性和持久性
联系	二者之间有着密不可分的联系： (1)情感需要通过情绪来表现，如果抛弃了情绪，情感也就无法表达了。 (2)情感制约着情绪的表现方式

4.情绪和情感的功能

(1)适应功能。有机体生存、发展和适应环境的重要手段就是情绪和情感。

(2)信号功能。情绪和情感具有传递信息和沟通思想的功能。该功能是通过表情来实现的。

(3)组织功能。情绪和情感对其他心理活动有组织的功能，并且消极的情绪和情感对活动起着瓦解和破坏的作用；积极的情绪和情感对活动起着协调和促进的作用。

(4)动机功能。情绪和情感的动机功能主要体现在以下两个方面：

①情绪和情感可以驱动有机体从事活动，提高人的活动效率。一般来说，激活有机体行动的动力是内驱力，但是，对于内驱力提供的信号情绪和情感可以将其进行放大和增强，进而更有力地激发有机体的行动。

②对认识活动的驱动。

二、情绪和情感的两极性及变化的维度(识记)

1.情绪和情感的两极性

情绪和情感的两极性表现在其在每一维度上的变化，都具有两极对立的特性，如喜悦－悲伤、爱－恨、紧张－轻松、激动－平静。

2.情绪和情感变化的维度

可以用动力性、激动度、强度和紧张度这四个维度来度量情绪和情感的变化。

(1)动力性。其两极表现为增力、减力。

(2)激动度。其两极表现为激动、平静。

(3)强度。其两极表现为强、弱。

(4)紧张度。其两极表现为紧张、轻松。

三、情绪和情感的种类(识记)

1. 基本情绪和复合情绪

情绪从生物进化的角度可以分为基本情绪和复合情绪。

(1)基本情绪又称为原始情绪,是人和动物共同拥有的、不学而会的。快乐、愤怒、悲哀、恐惧(简称为喜怒悲恐)为情绪的四种基本形式。

(2)基本情绪的不同组合可以派生出复合情绪,如焦虑(由恐惧、内疚、痛苦、愤怒组合起来的复合情绪)、敌意(由愤怒、厌恶、轻蔑组合起来的复合情绪)。

2. 心境、应激和激情

情绪按状态可以分为心境、应激、激情。

(1)心境一般称为心情,是一种微弱、持久且具有弥漫性的情绪体验状态。

(2)应激是个体在意外事件或遇到危险情景下出现的高度紧张的情绪状态。

(3)激情是一种强烈的、爆发式的、为时较短的情绪状态。激情具有明显的生理反应和外部行为表现。

3. 人的高级情感

人的高级情感主要包括道德感、美感、理智感,此外,宗教情感、母爱也属于人的高级情感。

典题精练

【例 19 · 单选题】按情绪状态可把情绪分为(　　)。

A. 心境、激情、应激　　B. 道德感、理智感和美感

C. 基本情绪和复合情绪　　D. 快乐、愤怒、悲哀和恐惧

A。【解析】从生物进化的角度可把情绪分为基本情绪和复合情绪。按情绪的状态,也就是按情绪发生的速度、强度和持续时间的长短,而不问情绪的性质是喜悦还是悲伤,可以把情绪划分为心境、激情和应激三种状态。道德感、理智感和美感是人的高级情感。快乐、愤怒、悲哀、恐惧是情绪的四种基本形式。

四、意志(重点掌握)

1. 意志的概念

人有意识地确立目的,调节与支配行动,并通过克服困难、挫折,实现预定目的的心理过程就是意志。

意志行动是受意志支配的行动。

2. 意志行动的基本阶段

(1)准备阶段。该阶段的工作任务是确立行动目的,选择行动方案并进行决策。

勒温认为动机的冲突有双趋式冲突、双避式冲突、趋避式冲突和双重趋避式冲突四种形式。

要　点	内　容
双趋式冲突	两个目标，只能选择一个的矛盾心情（都想要）
双避式冲突	两个目标都想避开，只能选择避开一个损失大的目标（都不想要）
趋避式冲突	想获得一个目标，但是这个目标对自己既有弊又有利（又想要又不想要）
双重趋避式冲突	多个目标，每个目标都有利有弊，反复权衡拿不定主意

（2）执行决定阶段。该阶段的工作任务是坚定地执行既定的计划，并克制那些妨碍达到既定目标的动机与行动。

以上两个阶段并不是完全独立的，它们是密切联系、相互制约的。

3. 意志品质

（1）自觉性。其行为表现是明确目标、独立判断、自觉支配行动

（2）自制性。其行为表现是善于管理和控制自己情绪和行动。

（3）坚韧性。其行为表现是坚持不懈地克服困难、永不退缩。

（4）果断性。其行为表现是迅速地、不失时机地采取决定。

第九节　能力和人格

一、能力（掌握）

1. 能力概述

能力是具体的，和完成某种活动相联系，是顺利、有效地完成某种活动所必须具备的心理条件。

智力是认识事物并运用知识解决实际问题的能力，是从事任何活动都必须具备的最基本的心理条件。

能力与知识、技能的关系：

（1）能力是掌握知识、技能的前提，决定着掌握知识与技能的速度、方向、巩固的程度和所能达到的水平。

（2）在掌握知识、技能的过程中，能力也得到了发展。

能力按照不同的分类标准，有不同的种类。

划分依据	种　类
按能力发展的高低程度划分	（1）能力。 （2）才能。 （3）天才
按能力的结构划分	（1）一般能力。 （2）特殊能力
按能力与先天禀赋和社会文化因素的关系划分	（1）液体能力。 （2）晶体能力

（续表）

划分依据	种 类
按能力所涉及的领域划分	(1)认知能力。 (2)操作能力。 (3)社会交往能力
按创造程度划分	(1)模仿能力。 (2)再造能力。 (3)创造能力

2. 能力发展的个体差异

能力发展的个体差异有以下三种：

(1)能力发展水平的高低不同，如智力超常、智力落后。能力的个体差异呈正态分布。

(2)能力类型的不同，如音乐家、数学家等。

(3)能力发展时间早晚的不同，如早慧、神童，大器晚成。

3. 影响能力发展的因素

(1)遗传因素。素质是影响能力发展的遗传因素，又称天赋，是一个人与生俱来的解剖生理特点，是能力发展的自然基础和前提，包括个人的感觉器官、运动器官和神经系统构造及机能的特点。

(2)环境和教育因素。环境和教育的因素包括儿童的家庭、所在的学校、所处的社会环境。儿童正常发育的基本物质条件是营养。

4. 研究遗传因素和环境因素影响的方法

研究遗传因素和环境因素影响的方法主要包括：

(1)谱系调查法。

(2)利用同卵双生子来研究。

(3)利用养子女和亲生父母、养父母之间能力发展的关系。

5. 遗传因素和环境因素之间的相互关系

遗传决定了能力发展的可能的范围或限度，而环境决定了遗传所决定的范围内能力发展的具体程度。

二、人格(掌握)

1. 人格的定义

人格是各种心理特性的总和，是各种心理特性的一个相对稳定的组织结构，是个体区别于他人的、独特的心理品质。

2. 人格的特征

(1)稳定性。

(2)功能性。

(3)独特性。

(4)整体性。

(5)自然性和社会性的统一。

典题精练

【例 20 · 多选题】人格的特征有（　　）。

A. 独特性　　B. 专一性

C. 功能性　　D. 稳定性

ACD。【解析】人格的特征包括独特性、整体性、稳定性、功能性、自然性和社会性的统一。

3. 人格的结构

人格包括气质和性格。

三、气质（掌握）

1. 气质的概念

心理活动表现在速度、强度、稳定性及灵活性等方面动力性质的心理特征就是气质。希波克拉底是最早划分气质类型并提出气质类型学说的人。

2. 气质类型学说

类　型	提出者	内　容
体液说	希波克拉底	人体内有黄胆汁、血液、黏液和黑胆汁四种液体，它们分别与胆汁质、多血质、黏液质和抑郁质四种体质类型相对应
体型说	雷奇米尔	根据一个人的体型特征来预见他的气质特点
血型说	古川竹二	人的气质与血型有关
激素说	伯曼	伯曼把人分为甲状腺型、垂体腺型、肾上腺型和性腺型四种内分泌腺类型，不同内分泌腺类型的人，其气质也不相同

3. 巴甫洛夫高级神经活动类型学说

巴甫洛夫用高级神经活动来解释气质，认为高级神经活动具有两个基本过程：兴奋和抑制，三种基本特性：强度、平衡性和灵活性。他根据这三种特性之间的不同组合，将高级神经活动分为四种最基本的类型：强、不平衡的兴奋型；强、平衡、灵活的活泼型；强、平衡、不灵活的安静型；神经过程弱的抑制型。

4. 气质类型的外在表现

类　别	神经过程的特点
胆汁质	强、但不平衡
多血质	强、平衡且灵活
黏液质	强、平衡但不灵活
抑郁质	弱，而且兴奋过程更弱

5. 气质的特征

特　征	表　现
感受性和耐受性	感受性高的人,对较强的刺激的耐受性就比较低;感受性低的人,对强的刺激的耐受性就比较高
可塑性	根据环境的变化改变自己的行为,以适应外界环境的可塑程度就是气质的可塑性
反应的敏捷性	反应的敏捷性是兴奋和抑制两种神经过程转化速度的外在表现。 反应的敏捷性表现在反应的快慢,言语、动作、记忆、思维、注意转移的速度等方面
情绪的兴奋性	情绪表现的强弱程度就是情绪的兴奋性
指向性	人的言语、思维和情感常指外的是为外向,常指内的是为内向

6. 如何看待气质类型

(1)气质具有稳定性和可塑性。

(2)气质类型没有好坏之分。

(3)气质类型影响性格特征形成的难易。

(4)气质类型影响对环境的适应和健康。

(5)气质类型不决定一个人成就的高低,但能影响工作的效率。

四、性格(掌握)

1. 性格的定义

性格是个体在对现实的稳定的态度,和与这种态度相应的、习惯化了的行为方式中所表现出来的人格特征。

性格不同于气质,气质更多的体现了人格的生物属性,性格则更多的体现了人格的社会属性。其中,性格的差异是个体之间人格差异的核心。

2. 性格的结构

要　点	内　容
静态结构	(1)情绪特征。一个人的情绪对他的活动的影响,以及他对自己情绪的控制能力就是性格的情绪特征。良好的情绪特征表现为情绪稳定,常常处于积极、乐观的心境状态等;不良的情绪特征表现为事无大小都容易引起情绪反应,心境容易消极、悲观等。 (2)意志特征。一个人对自己的行为自觉地进行调节的特征就是性格的意志特征。可以从意志的自觉性、果断性、坚韧性和自制性上来考察性格的意志特征。良好的意志特征表现为理想远大、果断、自制力强等;不良的意志特征表现为鼠目寸光、盲目性强、懦弱、任性等。 (3)态度特征。一个人处理社会各方面关系的性格特征就是性格的态度特征。较好的态度特征是忠于祖国、关心他人、勤劳等;不好的态度特征是没有民族气节、对集体和他人漠不关心、损人利己等。 (4)理智特征。一个人在认知活动中的性格特征就是性格的理智特征。性格的理智特征主要表现为:认知活动中的独立性、依存性,思维活动的精确性和想象中的现实性

（续表）

要　点	内　容
动态结构	通常来说，性格的核心是性格的态度特征，即在分析一个人的性格时，由他的性格的主要特征可预见到他的其他的性格特征。 性格的各种特征不是一成不变的机械组合，而是在不同的场合会有不同的表现

五、人格理论（掌握）

1. 弗洛伊德的人格结构的动力理论

弗洛伊德把人格结构分为本我、自我、超我三个层次。本我即本能我，是最底层次，遵循快乐原则；自我即现实我，是中间层次，遵循现实性原则；超我是道德我，是最高层次，遵循道德原则。

2. 荣格的内－外向人格类型理论

荣格根据一个人的兴趣和关注是指向内部还是外部的，将人格分为内向型和外向型。

内向型——心理活动常指向自己的内心世界，好沉思，多虑，谨慎，交际面狭窄，爱独处，容易害羞，有时很难适应环境的变化。

外向型——关心外部事物，情感外露，活泼，不拘小节，善交际，独立，果断，容易适应环境的变化。

3. 人格特质理论

（1）奥尔波特的人格特质理论。美国心理学家 G. W. 奥尔波特是人格特质理论的创始人。

奥尔波特认为构成人格的基本元素是特质，并将人格特质分为共同特质和个人特质两类。其中，个人特质又分为首要特质、中心特质和次要特质三类。

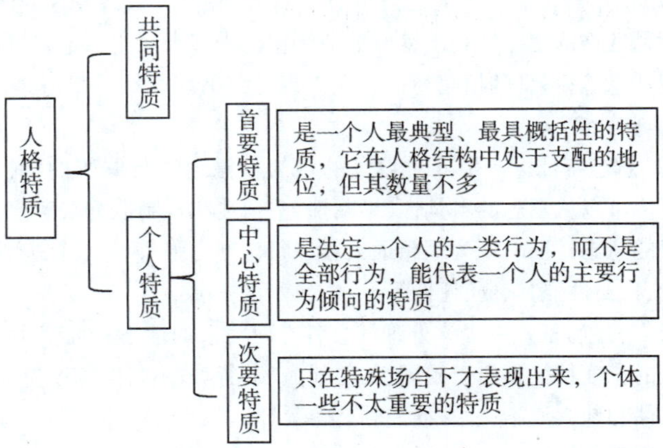

（2）卡特尔的人格特质理论。卡特尔认为人格的特质有以下两种构成方式：

①人格的特质包括共同特质和个别特质。

②人格的特质包括表面特质和根源特质。

(3)艾森克人格问卷。艾森克主张采用类型的概念。

艾森克将人格特质归结到内外倾、神经质和精神质这三个基本维度或类型上,并用 E(外倾)、N(神经质)和 P(精神质)来构成人格三维度模型。艾森克及夫人一起编制了专门用于测定上面的三个基本特质维度的个体差异的艾森克人格问卷(EPQ)。内外倾维度表现为内倾和外倾的差异,神经质维度表现为情绪稳定与不稳定的差异。

20 世纪 80 年代,科斯塔和麦克雷提出了一个人格的大五或五因素模型,这五大因素是指神经质(N)、外倾性(E)、经验开放性(O)、宜人性(A)和认真性(C),并编制了 NEO 人格调查表。

同步自测

一、单项选择题

1. 科学心理学诞生的标志是(　　)。

A. 1874 年出版的《生理心理学纲要》

B. 冯特创办了《哲学研究》和《心理学研究》

C. 1879 年,莱比锡大学心理学实验室的建立

D. 德国心理学家艾宾浩斯开创了记忆的实验研究

2. 下列说法中,不正确是(　　)。

A. 条件反射必须有信号刺激才能发生

B. 斯金纳研究的条件反射称为经典条件反射

C. 反射弧是实现反射活动的神经通路

D. 突然出现的额外刺激会使条件反射停止反应

3. 在韦伯定理中,差别阈限和原来的刺激强度呈(　　)。

A. 正比　　B. 反比

C. 指数关系　　D. 不相关

4. 短时记忆的容量一般为(　　)个单位。

A. 9 ~ 13　　B. 3 ~ 7

C. 7 ~ 11　　D. 5 ~ 9

5. 大脑左半球额下回靠近外侧裂的部位附近受到严重损伤,患者会出现(　　)。

A. 失读症　　B. 表达性失语症

C. 失写症　　D. 接受性失语症

6. 小孩子一边听儿歌一边画画是(　　)。

A. 注意转移　　B. 注意分配

C. 无意注意　　D. 注意分散

7. 爱因斯坦致力于科学研究属于(　　)。

A. 生理需要
B. 安全的需要
C. 尊重的需要
D. 自我实现的需要

8. 大四学生临近毕业,既想去工作,又想继续深造,这种矛盾心理属于(　　)。

A. 双趋式冲突
B. 双避式冲突
C. 趋避式冲突
D. 双重趋避式冲突

9. 获得语言、数学等知识的能力,是(　　)。

A. 液体能力
B. 晶体能力
C. 模仿能力
D. 特殊能力

10. 胆汁质的神经过程的特点是(　　)。

A. 强、平衡且灵活
B. 强、平衡但不灵活
C. 强但不平衡
D. 弱,兴奋过程更弱

二、多项选择题

1. 人估计时间的依据包括(　　)。

A. 心理活动的周期性变化
B. 各种计时工具
C. 生理活动的周期性变化
D. 四季的周期性变化

2. 回忆(　　)。

A. 也叫再现
B. 是识记和保持的结果
C. 是对识记和保持的检查
D. 有助于巩固所学的知识

3. 情绪和情感的功能有(　　)。

A. 信号功能
B. 组织功能
C. 动机功能
D. 反映功能

4. 奥尔波特将人格特质中的个人特质分为(　　)等几类。

A. 首要特质
B. 关键特质
C. 中心特质
D. 次要特质

答案详解

一、单项选择题

1. C。【解析】A、B、C 三项均为冯特对心理学的贡献,人们为了纪念冯特的杰出贡献,将他于 1879 年在莱比锡大学建立的世界上第一个心理学实验室看作是科学心理学诞生的标志。

2. B。【解析】巴甫洛夫研究的条件反射是经典条件反射,斯金纳研究的条件反射是操作条件反射。

3. A。【解析】韦伯定律的公式是 $\Delta I/I = K$。其中,ΔI 是差别阈限,I 是原来的刺激强度,K 是一个常数,即差别阈值和原来的刺激强度呈正比。

4. D。【解析】瞬时记忆的容量较大;短时记忆的容量只有7±2个单位。

5. B。【解析】大脑左半球额下回靠近外侧裂的部位附近受到严重损伤,患者会出现表达性失语症。

6. B。【解析】在同一时间内,把注意指向于不同的对象,同时从事几种不同的活动的现象叫注意分配。

7. D。【解析】爱因斯坦一生致力于科学研究,属于自我实现的需要。

8. A。【解析】两件事都想去做,但是"鱼和熊掌不可兼得",只能选择其一的矛盾心情就是双趋式冲突。

9. B。【解析】液体能力是指在信息加工和问题解决过程中所表现出来的能力;模仿能力是指仿效他人的言谈举止,做出与之相似的行为的能力;特殊能力是指从事某种专业活动或某种特殊领域的活动时,所表现出来的能力,如美术能力。

10. C。【解析】各气质类型的神经过程的特点是:胆汁质——强但不平衡;多血质——强、平衡且灵活;黏液质——强、平衡但不灵活;抑郁质——弱,且兴奋过程更弱。

二、多项选择题

1. ABCD。【解析】时间知觉的产生可以借助的线索包括,计时器提供的信息;自然界昼夜的交替、四季周期性的变化;人体生理活动、心理活动周期性变化等。

2. ABCD。【解析】回忆,又叫再现;回忆是识记和保持的结果,也是对识记和保持的检验,而且通过回忆还有助于巩固所学的知识。

3. ABC。【解析】情绪和情感是人对客观外界事物的态度的体验,是人脑对客观外界事物与主体需要之间关系的反映。情绪和情感的功能有:适应功能、动机功能、组织功能、信号功能。

4. ACD。【解析】奥尔波特将人格特质分为共同特质和个人特质,个人特质又分为首要特质、中心特质和次要特质。

第二章 社会心理学知识

考纲图析

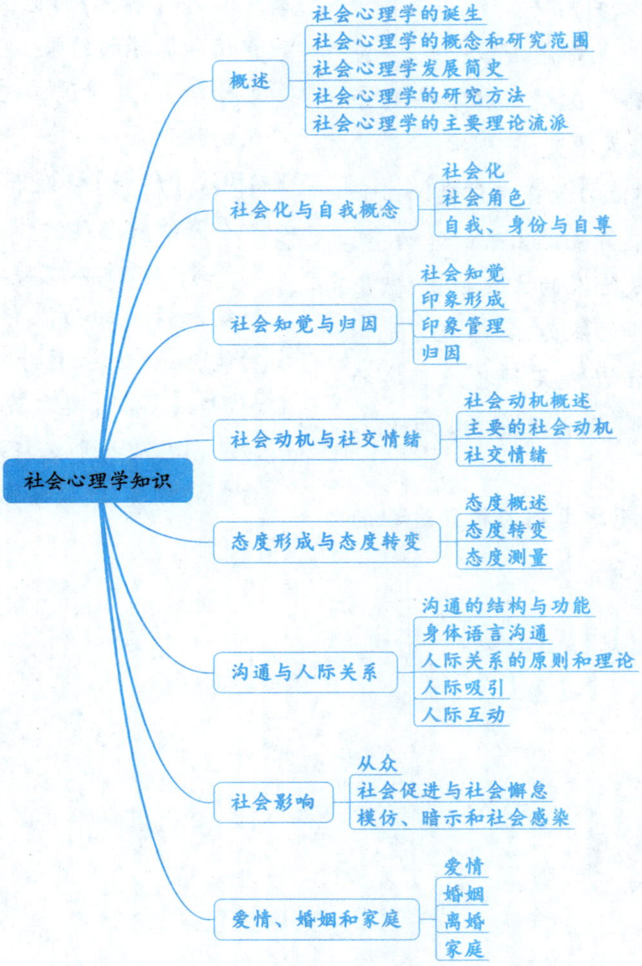

知识解读

第一节 概 述

一、社会心理学的诞生(识记)

社会心理学作为独立学科诞生的标志是1908年美国社会学家罗斯的著作《社会心理学》和英国心理学家麦独孤的著作《社会心理学导论》的先后出版。

二、社会心理学的概念和研究范围(识记)

1.社会心理学的概念

社会学和心理学是社会心理学的主要学科母体,并由此形成了"社会学的社会心理学"和"心理学的社会心理学"两个基本的取向。

类 型	内 容
侧重于社会学的概念	艾尔乌德(C. A. Ellwood)主张社会心理学是以群体生活的心理学为基础,从解释人类的反应、沟通、习惯、本能等行为的群体塑造类型出发的社会互动的科学。 社会心理学是以社会情境中个体的社会心理现象及社会行为规律为研究对象的科学
侧重于心理学的概念	(1)F. H. 奥尔波特认为社会心理学是研究个体的社会意识和社会行为的学科。 (2)G. W. 奥尔波特认为社会心理学是了解并解释个体的思想、情感和行为如何受他人的现实的、想象的、隐含的存在所影响的学科;并且主张社会心理学应采用实验研究的方法,揭示个体社会行为的依存条件,分析个体心理的变化过程

典题精练

【例1·单选题】个体的思想、情感和行为受他人现实的、想象的和隐含的存在所影响,这是心理学家( )的观点。

A. W. 詹姆士　　B. F. H. 奥尔波特

C. W. 麦独孤　　D. G. W. 奥尔波特

D。【解析】G. W. 奥尔波特和 F. H. 奥尔波特对社会心理学的定义都倾向于以心理学为主,G. W. 奥尔波特认为社会心理学是了解并解释个体的思想、情感和行为怎样受他人的现实的、想象的、隐含的存在所影响的学科。

2. 社会行为和社会心理

要　点	社会行为	社会心理
概念	人对社会因素引起的并对社会产生影响的反应和反应系统就是指社会行为	社会心理是由社会因素引起并对社会行为具有引导作用的心理活动，是社会刺激和社会行为之间的中介过程
影响因素	勒温提出公式B=f(P,E)，其中B指行为，P指个体，E指个体所处的情境，f指函数关系。该公式表示：个体行为是个体与其所处情境相互作用的结果	(1)个体所处的即时情境。 (2)个体过去的经验。 (3)个体的人格特征
特点	(1)外显的、客观存在的。 (2)比较容易观察	(1)内隐的、属于个体的主观世界。 (2)不能直接观察
联系	主体相同，都是生活在社会中的个人	

典题精练

【例2·单选题】社会行为公式B=f (P,E)中，P指(　　)。

A. 个体所处情境　　　　B. 函数关系

C. 行为　　　　　　　D. 个体

D。【解析】社会行为公式B=f (P,E)中，B指行为，P指个体，E指个体所处的情境，f指函数关系。

3. 社会心理学的研究范围

研究层面	研究范围
个体层面	个体社会化与自我意识、态度、社会知觉、社会学习、社会动机等
人际层面	人与人之间的相互作用(人际沟通、人际关系等)
群体层面	群体凝聚力，群体心理氛围，个体和群体的社会影响、相互作用等
社会层面	时尚、风俗、阶级、阶层、民族心理特征、国民性等

三、社会心理学发展简史(识记)

社会心理学的发展根据美国学者霍兰德的研究可划分为哲学思辨阶段、经验描述阶段和实证分析阶段。

要　点	哲学思辨(启蒙期)	经验描述(形成期)	实证分析(确立期)
时间	古希腊—19世纪上半叶	19世纪中叶—20世纪初	20世纪20年代至今
特点	以哲学思辨和社会准则来认识社会行为	在观察的基础上，客观地描述和分析人类的心理活动和行为方式	(1)从描述研究转向实证研究。 (2)从定性研究转向定量研究。 (3)从纯理论研究转向应用研究

（续表）

要　点	哲学思辨（启蒙期）	经验描述（形成期）	实证分析（确立期）
代表人物/学术思潮	(1)古希腊的苏格拉底、柏拉图，德国哲学家康德和法国的启蒙主义学者卢梭认为人性具有潜在的“善”，使人趋恶的是社会的邪恶。 (2)古希腊的亚里士多德、意大利哲学家马基雅维里、英国哲学家霍布斯认为人生来就是自私和邪恶的	(1)达尔文的进化论。 (2)德国的民族心理学。 (3)法国的群众心理学。法国社会学家有关群体意识理论发展的高峰是列朋的《群众心理学》。 (4)英国的本能心理学。其代表人物是麦独孤。 (5)奥地利的精神分析学派。其代表人物是弗洛伊德	(1)实证方法的先驱是美国学者特里普力特和德国学者莫德。 (2)F. H. 奥尔波特提出了社会促进的概念。 (3)墨菲夫妇出版《实验社会心理学》。 (4)20世纪三四十年代出现了许多实证方法的著名学者，如瑟斯顿、李科特、谢里夫、莫里诺、勒温。 (5)20世纪80年代美国学者提出了跨文化社会心理学的概念
影响	因不能用经验方法证实人性的假说，不具科学性，但性本善、性本恶的争论对社会心理学后来的发展起到启蒙作用	多种学术思潮涌现，激发社会心理学的发展，具有“催生”作用	随着研究方法的进步，社会心理学的成果也越来越多，影响力日益增加，最终奠定了自己的科学地位

典题精练

【例3 · 多选题】根据E. P. 霍兰德的观点，社会心理学的历史划分为（　　）。

A. 哲学思辨　　B. 经验描述

C. 实验研究　　D. 实证分析

ABD。【解析】霍兰德将社会心理学的发展划分为哲学思辨阶段、经验描述阶段与实证分析阶段。

四、社会心理学的研究方法（识记）

1. 社会心理学研究应遵循的主要原则

主要原则	内　容
价值中立原则	研究者保持客观性，科学态度要实事求是，不能歪曲和臆测客观事实
系统性原则	研究对象受环境中动态原则、整体原则等诸因素的影响，其所处的环境是一个运动变化的系统。该原则要求： (1)要把所研究的对象纳入系统进行考察。 (2)要用系统的方法来研究

（续表）

主要原则	内　容
伦理原则	(1)研究者应在制定研究计划时评估其道德可接受性。 (2)研究者在研究前应向被试者说明研究计划的主要部分,同时征得被试者同意。特殊情况下必须欺瞒的须经严格程序标准,事后向被试者解释清楚,求得理解。 (3)被试者有权中途退出研究。 (4)不得和被试者建立研究工作以外的其他关系。 (5)研究者在具体研究中,必须采取保护被试者的措施。 (6)对被试者提供的资料应加以保密,如公开发表,须经被试者同意

2. 社会心理学研究的主要方法

主要方法	内　容
观察法	观察法是指研究者通过感官或借助仪器搜集资料的方法。观察可分为以下两种: (1)自然观察,即在自然情境中对人的行为进行观察。 (2)参与观察,即观察者与被观察者之间存在互动关系的观察。 前者的特点是对所观察的行为基本上没有干预;后者的特点是观察者可能获得较多的"内部"信息
调查法(询问法)	研究者拟出一系列问题请被调查者回答,然后分析、整理搜集到的资料,以达到描述、解释、说明社会心理与社会行为的目的。调查法包括: (1)访谈法,即研究者通过与研究对象的口头交谈来搜集资料的方法。访谈和聊天不同,具有目的性,需遵守访谈提纲设计、编制、实施的原则。 (2)问卷法,即研究者用统一的、严格设计的问卷搜集资料的研究方法。该方法不仅在短时间内能获得大量信息,收集信息效率高;而且可避免主观性、盲目性,标准化程度较高。问卷一般包括题目、前言、指导语、问题及备选答案(问卷的主体)、人口学数据的记录、结束语、计算机编码七个部分。问卷设计的原则包括: ①全面性原则。 ②目的性原则。 ③非暗示性原则。 ④适度规模原则。 ⑤非歧义性原则
档案法	有目的性地搜集大量过去与现在的资料,通过内容分析进行研究的方法就是档案法。它包括调查报告、事件记录、个人档案、统计资料、出版物、历史文献等。 应用:产品分析;追溯个人既往史;考察求助者成长报告。 优点:对研究对象的心理干扰作用小;适用于跨文化的比较研究、时间跨度较长的趋势研究,历史人物研究。 缺点:费时、费力;数据分析难度大;工作量大

3. 如何看待社会心理学的研究结果

社会心理学的"生态学效度"一直受到质疑,社会心理学甚至被认为是"大学二年级学生的心理学"。学习社会心理学理论要把握其局限和适用范围:

(1)努力地增强研究结果的解释力,使研究结论一般化。

(2)注意不要任意夸大研究结论的适用范围。

五、社会心理学的主要理论流派(识记)

1. 社会学习论

要　点	内　容
简史	社会学习论起源于行为主义。行为主义早期的代表是俄国的巴甫洛夫和美国的华生,后来霍尔,尤其是斯金纳发展了行为主义。1963 年,班杜拉和沃尔特斯提出了社会学习论
学习的机制	(1)联想,是经典条件反射。 (2)强化,分为正强化和负强化。奖赏属于正强化;取消惩罚属于负强化。 (3)模仿,个体的态度或行为通常是对榜样模仿的结果,如人语言的习得
观察学习	个体通过对他人行为与结果的观察,获得新的行为反应模式,或对已有的行为模式加以修正的过程就是观察学习。它包括注意过程、保持过程、动作再现过程、动机过程
社会学习论的不足	(1)强调行为取决于过去的学习经验,忽视当时的情境细节。 (2)关注外在行为解释,忽视内在心理过程的分析。 (3)把行为归因于外在的情境,忽视个体当时的情绪状态和主观感受对行为的影响

2. 社会交换论

要　点	内　容
概念	(1)主张从经济学的投入—产出的关系的视角研究社会行为的理论。 (2)强调“人们之间的互动是物质与非物质的一种交换”。 (3)由美国社会学家霍曼斯提出,于 20 世纪 50 年代末 60 年代初形成
观点体现	(1)成功命题。个体因某种行为获得奖赏而重复这种行为,某一行为重复频率与这个行为获得的奖赏成正比。 (2)刺激命题。相同的或相似的行为可由相同的刺激引起。 (3)价值命题。某种行为的结果对个体越有价值,他重复这种行为的可能性就越高。 (4)剥夺—满足命题。相同的奖赏次数越多,对个体的价值越小。 (5)侵犯—赞同命题。个体行为没有达到预期的反馈时,可能会导致其产生愤怒的情绪,出现侵犯行为,侵犯行为的结果就更有价值

3. 符号互动论

符号互动论认为社会心理学的研究对象是社会互动过程中的个人行为和活动(这只是整个社会群体行为和活动的一部分)。符号互动论主张在与他人处于互动关系的个体的日常情境中研究人类群体生活,尤其重视和强调事物的意义、符号在社会行为中的作用。

要　点	内　容
代表人物	(1)该理论源于美国学者詹姆士和米德。 (2)布鲁默最早使用“符号互动”术语
基本假设	(1)事物的意义在于与他人的互动,而不存在于事物自身。 (2)个体对事物采取的行动是以该事物对他的意义为基础的。 (3)在应付所遇到的事物时,个体往往通过自己的解释去运用和修改事物对他的意义
主要观点	(1)语言是心智和自我形成的主要机制。 (2)心智、自我与社会是人际符号互动的过程,不是分离的结构,三者的形成与发展都以使用符号为前提。 (3)心智是社会内化过程,即人的“自我互动”的过程,个体通过人际互动学到了有意义的符号,然后用这种符号来进行内向互动并发展自我。 (4)行为是在行动的过程中自己“设计”的,不是个体对外界刺激的机械反应。个体在符号互动中学会在社会允许的限度内行事。 (5)个体行为受其自身对情境的定义的影响与制约。 (6)在个体与他人面对面的互动中,双方的身份和身份的意义是协商的中心问题。个体和他人的身份和身份的意义是存在于互动过程之中,并不是存在于人自身之中。 (7)自我是社会的产物,是主我和客我互动的结果

4. 精神分析论

19 世纪末,奥地利著名医生弗洛伊德在治疗神经症和精神病的临床实践中创立了精神分析论,后来发展为主张潜意识(无意识)过程对人的行为有决定作用的理论。

学　说	主要概念	内　容
弗洛伊德精神分析论	意识与潜意识	(1)意识,是人类理智作用的表现,是个体能觉察的心理部分。 (2)潜意识(无意识),受法律、道德及习俗的控制而被压抑、排挤到意识之下,却依然存在并追求满足,它包括个体的本能、欲望、原始冲动。 (3)前意识,指的是潜意识中可被召回的部分,处于意识和潜意识之间
	“力必多”	“力必多”(性本能)是精神分析论的核心概念,是人类生命力的根源
	快乐原则与现实原则	(1)快乐原则,即个体的初级心理系统顺从冲动,追求快乐的原则。该原则在婴儿期表现特别突出。 (2)现实原则,即社会生活中的道德、法律、习俗要求个体克制本能和冲动,适应现实,否则不仅得不到快乐,反而会痛苦的原则
	生本能与死本能	(1)生本能,代表爱和建设的力量,指向生命。 (2)死本能,代表恨和破坏的力量,指向毁灭

（续表）

学　说	主要概念	内　容
弗洛伊德精神分析论	人格结构	人格结构包括以下三个层次： (1)本我，是人格的生物面，是由存在于潜意识（无意识）中的本能、冲动和欲望构成。 (2)自我，是人格的心理面，介于本我与外部世界之间。其作用是： ①使个体为了适应现实而对本我加以约束和压抑。 ②使个体意识到其认识能力。 (3)超我，是“道德化的自我”，是人格的社会面。其作用是：指导自我、限制本我
荣格的分析心理学	“神经官能症”和“集体无意识”	荣格是分析心理学的创立人。他认为，“神经官能症”的解除是整合情结、释放与更改心理能量时，人格得到发展的一种副产品。他主张心理治疗的目的不是治疗症状，而是发展病人的创造性潜力和完整的人格。“集体无意识”理论为理解人类的社会行为提供了独特的视角
新精神分析论	霍妮的“文化因素论”	霍妮认为行为是个体对环境的反应，环境和教育决定人格，在神经症和精神病的病因中起主要作用的是后天因素，文化因素决定男女之间的心理差别
	沙利文的人际关系学说	沙利文认为人格形成与发展的源泉是人际关系

第二节　社会化与自我概念

一、社会化（掌握）

要　点	内　容
概念	社会化是个体由自然人成长、发展为社会人的过程，是个体与他人交往，接受社会影响，学习掌握社会角色与行为规范，形成适应社会环境的人格、社会心理、行为方式与生活技能的过程。社会化包含社会和个体两个方面。 再社会化是指由于社会急剧变化，对个体重新进行社会化的过程
基本内容	(1)教导社会成员遵守社会规范。 (2)教导社会成员掌握生活和生产的基本知识、技能。 (3)培养社会角色。 (4)教导社会成员明确生活目标，树立人生理想

（续表）

要　点	内　容
基本条件	(1)较长的生活依附期。个体未来适应社会生活的基础是生活依附期的社会化。 (2)较好的遗传素质
主要载体	(1)家庭。在个体社会化过程中,家庭位置独特、作用突出。 (2)学校。学校在早期社会化过程中是非常重要的社会化载体。 (3)大众传播媒介。大众传播媒介在现代社会中是非常重要的社会化手段。 (4)参照群体
社会化的类型	(1)语言社会化。语言是人思维和交流的手段,个体掌握语言才能接受相应的社会习俗和态度。在个体社会化中,语言社会化具有非常重要的地位。 (2)道德社会化。个体将社会道德规范逐渐内化,成为自己的行为准则的过程就是指道德社会化。它主要表现在道德观念与道德判断、道德行为、道德情感三个方面。 (3)性别角色社会化。在社会生活中,个体学会按自己的性别角色的规范行事的过程就是性别角色社会化。男女之间的差异可以从性、性别和性别角色三个方面体现出来。 (4)政治社会化。个体学习接受和采用现时的社会政治制度的规范,并且掌握相应的态度和行为方式的过程就是政治社会化。将个体培养成合格公民,使之效力于本社会制度是政治社会化的目的

典题精练

【例4·单选题】让符合法定条件的罪犯在社区中执行刑罚的“社区矫正”,是一种(　　)机制。

A. 早期社会化　　B. 再社会化

C. 继续社会化　　D. 终身社会化

B。【解析】再社会化指由于社会急剧变化,对个体重新进行社会化的过程。而社区矫正是一种不使罪犯与社会隔离并利用社区资源教育改造罪犯的方法,是一种再社会化机制。

【例5·单选题】在个体社会化过程中起核心作用的是(　　)。

A. 工具　　B. 语言

C. 知识　　D. 习俗

B。【解析】个体社会化从掌握语言开始,语言社会化在个体社会化中具有特别重要的地位。

二、社会角色(重点掌握)

1. 社会角色的概念

个体与其社会地位、身份相一致的行为方式及相应的心理状态就是社会角色。它是对特定地位的个体行为的期待,构成了社会群体得以形成的基础。

2. 社会角色分类

分类方式	分　类	内　容
按角色获得方式	先赋角色	建立在先天因素基础上的角色,如父母、王子
	成就角色	主要靠个体努力获得的角色,如工人、科学家、老师
按角色行为的规范化程度	规定性角色	行为的规范化程度较高,个体自由度较小,如警察
	开放性角色	行为的规范化程度相对较低,个体自由度较大,如朋友
按角色的功能	功利型角色	以追求实际利益为基本目标的角色,如银行家、商人
	表现型角色	以表现社会秩序、价值观念、制度、道德风尚为基本目标的角色,如教授、学者
按角色承担者的心理状态	自觉角色	自己的角色扮演有较为明确的意识,并尽力感染“观众”,如演员
	不自觉角色	没有意识到角色扮演,只是以习惯的方式行动

3. 角色扮演

角色扮演过程包括以下三个阶段:

(1)角色期待。社会公众对某一角色行为方式的要求与期望就是角色期待。

(2)角色领悟。个体对角色的认知和理解就是角色领悟。

(3)角色实践。实际在社会生活中,在角色期待与角色领悟的基础上,个体表现其社会角色的过程就是角色实践。

4. 角色失调

形　式	定　义
角色冲突	(1)角色内冲突。由于人们对同一角色的不同的期待所引起的冲突就是角色内冲突。 (2)角色间冲突。同一主体内,两个或两个以上角色之间的矛盾所导致的冲突就是角色间冲突
角色不清	角色不清是由于个体对其扮演的角色认识不清楚,或者公众对社会变迁期间出现的新角色认识不清,还未能形成对这一新角色的社会期待
角色中断	角色中断是由于某种原因使个体的角色扮演发生中断的现象
角色失败	角色承担者不得不退出舞台,放弃原有角色就是角色失败。它是最严重的角色失调

典题精练

【例6·单选题】人们对某种角色的社会期待不同,会导致个体体验(　　)。

A. 角色间冲突　　B. 角色不清

C. 角色内冲突　　D. 角色失败

C。【解析】个体在不同条件下往往有不同的地位、身份与角色,如果它们互不相容,那么个体在心理上就会感到角色冲突。角色冲突有角色间冲突和角色内冲突两种。角色间冲突指同一主体内,两个或两个以上角色之间的矛盾所导致的冲突;角色内冲突指由于人们对同一角色的不同的期待所引起的冲突。

三、自我、身份与自尊(识记)

1. 自我

要　点	内　容
概念	(1)自我(也称自我意识或自我概念)通常指个体对自己的心理状态、生理状态、人际关系和社会角色的认知。 (2)主我是认识的主体,是进行中的意识流。它是活动的过程,是自我的动力成分。 (3)客我是认识的对象(即被观察者),是个体所持有的关于他自己的所有的知识和信念。客我制约主我的活动。 (4)镜我是指由他人的判断所反映的自我概念
结构	(1)物质自我,是个体如何看自己身体的层面,是其他自我的载体。 (2)社会自我,是社会如何看待个体及被个体意识到的层面,是处于社会关系、社会身份和社会资格中的自我(即个体扮演的社会角色)。社会自我是自我概念的核心。 (3)心理自我,是个体如何看自己心理世界的层面,是个体的态度、信念、价值观念和人格特征的总和。 (4)理想自我,是个体期待自己成为怎样的人,即在其理想中,“我”该是怎样的。个体行动的基本动力往往是理想自我与现实自我的差距。 (5)反思自我,是自我概念反馈的层面,是个体如何评价他人和社会对自己的看法
功能	(1)解释经验。 (2)决定期待。 (3)保持个体内在的一致性。个体行为的稳定性和一致性的关键是个体怎样认识自己。通过维持个体内在的一致性,自我概念实际引导着个体行为
自我概念的测量	“我是谁”是一种定性测量自我概念的方法

典题精练

【例7·单选题】一般情况下,个体在不同的时间地点会表现出行为的稳定性与一致性,这是因为(　　)。

A. 角色领悟　　　　B. 角色期待

C. 自我概念的作用　　　　D. 印象管理的需要

C。【解析】自我概念又称自我或自我意识,是个体对其生理状态、心理状态、社会角色及人际关系的认知。自我概念的功能包括保持个体内在的稳定性和一致性、解释经验和决定期待。通过维持内在的一致性,自我概念实际引导着个体的行为。

2. 自我概念的形成与发展

阶　段	时　期	内　容
生理自我	8个月左右至3岁左右	生理自我是自我概念的原始形态,主要包括支配感、占有感、爱护感等个体对自己躯体的认知。生理自我使个体认识到自己的存在
社会自我	3岁至十三四岁	这个阶段人们能了解社会对自己的期待,并根据社会期待调整自己的行动。社会自我是个体处于自我中心的阶段
心理自我	青春期至成年（10年左右）	个体在该阶段开始逐渐脱离对成人的依赖,强调自我价值与自我理想,表现出主动和独立的特点。在该阶段,个体根据社会需要与自身发展的要求调控自己的心理和行为,并且能知觉和调节自己的心理活动及其特征和状态

3. 身份

要　点	内　容
概念	由个体的社会地位和处境地位决定的自我认同就是身份。身份是由角色构成的。地位身份是由社会地位所决定的身份,处境身份是处境地位所决定的身份。前者是相对稳定的,而后者是易变的
特点	(1)主观性。 (2)客观性。 (3)多重性。个体不但往往具有许多身份,而且其处境的多重性更是显而易见的。 (4)契约性。现代社会,尤其是以市场经济为主体的社会,身份是一种社会契约,个体应该履行它所规定的权利和义务。 (5)稳定性。个体出身、民族、性别等身份是终生不变的,其他社会身份在一定时期也是相对稳定的

4. 自尊

要　点	内　容
概念	个体对其社会角色进行自我评价的结果就是自尊。个体对其扮演的每一角色进行单独评价的总和就是自尊水平。 马斯洛的需要层次论认为自尊是一种高级需要。自尊需要的满足导致的结果是自信,反之是自卑。马斯洛认为自尊包括对成就、优势与自信等的欲望和对名誉、支配地位、赞赏的欲望。 在《心理学原理》一书中,詹姆士提出的自尊经典公式为: 自尊 = 成功/抱负 也就是说,自尊不仅取决于成功,还取决于获得的成功对个体的意义
影响自尊的因素	(1)行为表现的反馈。 (2)家庭中的亲子关系。 (3)选择参与和扬长避短。 (4)根据相似性原理理性地进行社会比较
自尊的测量	罗森伯格的自尊量表于 1965 年编制,其特点是简洁明了,易于实施。它作为对自尊的单维测验得到了广泛的运用

典题精练

【例 8 · 单选题】有利于个体提高自尊水平的是(　　)。

A. 遭遇失败　　　　B. 接受挫折教育

C. 做事追求完美　　　　D. 扬长避短

D。【解析】影响自尊水平的因素有:家庭中的亲子关系、行为表现的反馈、选择参与和扬长避短、根据相似性原理理性地进行社会比较。A、B、C 项均不利于个体提高自尊水平。

第三节　社会知觉与归因

一、社会知觉(识记)

要　点	内　容
概念	人将感觉获得的信息进行选择、组合、加工和解释,形成对客观事物的完整印象的过程就是知觉,是人脑对客观事物的整体反映。 社会知觉包括个体对自己、他人和群体的知觉。自我知觉是对自己的知觉;人际知觉是对他人和群体的知觉。 人的社会化过程和人的社会动机、态度、社会行为的发生都是以社会知觉为基础的,社会知觉是一种基本的社会心理活动

（续表）

要 点	内 容
影响社会知觉的主观因素	(1)认知者的经验。人脑中已有的知识经验的网络就是图式。个体经验不同,对同一对象的认知结果也不同。对这一现象现代社会心理学用“图式”概念来解释。图式的主要作用有: ①影响对注意对象的选择。 ②影响自我知觉。 ③影响记忆。 ④影响个体对他人的知觉。 (2)认知者的动机和兴趣。个体选择认知对象会因动机和兴趣的不同而有所不同。 (3)认知者的情绪。处于消极情绪状态下的认知者倾向于用消极的“眼光”去知觉他人;反之,则用积极的“眼光”知觉他人

二、印象形成(掌握)

1. 印象形成的概念

印象形成是指接触新的社会情境时,个体一般会按照以往的经验,将情境中的人或事进行归类,明确其对自己的意义,使自己的行为获得明确定向的过程。初次印象(即第一印象)是素不相识的两个人第一次见面时形成的印象。

2. 印象形成过程中的几种效应

要 点	内 容
首因效应与近因效应	(1)首因效应是指最初获得的信息的影响比后来获得的信息的影响更大的现象。它是第一印象作用的机制,容易在不熟悉或者少见的人之间产生。 (2)近因效应是指最新获得的信息的影响比原来获得的信息的影响更大的现象。它容易在熟悉的人,尤其是亲密的人之间产生
光环效应	光环效应也称晕轮效应。个体对认知对象的某些品质一旦形成倾向性印象,就会带着这种倾向去评价认知对象的其他品质的现象。最初的倾向性印象好像一个光环,使其他品质也笼罩上类似的色彩。光环效应一般是在人们没有意识到的情况下发生的,是一种以偏概全的现象
刻板印象	刻板印象又称社会偏见,是人们通过自己的经验形成对某类人或事较为固定的看法。人们会根据性别、外貌、种族等特征对人进行归类,认为一类人具有比较相似的人格特质、态度和行为方式等。 刻板印象简化人的社会知觉过程,具有社会适应的意义。其缺点是:在有限经验的基础上形成的刻板印象往往具有消极作用,会使人对某些群体的成员产生偏见,甚至歧视

典题精练

【例9·单选题】亲密的朋友之间容易产生(　　)。

A. 首因效应　　B. 刻板印象

C. 近因效应　　D. 晕轮效应

C。【解析】一般来说,熟悉的人,特别是亲密的人之间容易出现近因效应,而不熟悉或者少见的人之间容易产生首因效应。

3. 信息整合模式

要　点	内　容
加法模式	人们形成总体印象时,参考各种品质的评价分值的总和的模式就是加法模式。个体被肯定评价的特征愈多,强度愈大,给人的印象就愈好;反之,个体被消极评价的特征愈多,给人印象愈差,愈难被人接纳
平均模式	有些人在总体印象的形成上,并不是简单地把他人的多种特征的评价分值累加,而是将各种特征的分值加以平均,然后根据平均值的高低来形成对他人的好或不好的总体印象的模式就是平均模式
中心品质模式	在印象形成的过程中,人们往往忽略一些次要的、对个体意义不大的特征,仅仅根据几个重要的、对个体意义大的特征形成的总体印象的模式就是中心品质模式。积极的中心品质包括热情、真诚等;消极的中心品质包括冷酷、虚伪等。一般来说,中心品质模式更接近于大多数人日常生活中印象形成过程的实际情况
加权平均模式	许多人在形成对他人的总体印象时,不但考虑积极特征和消极特征的数量与强度,还从逻辑上判断各种特征的重要性的模式就是加权平均模式。对他人的总体印象依据的是加权平均分数,而不是简单平均分数

三、印象管理(掌握)

要　点	内　容
概念	个体以一定的方式去影响他人对自己的印象,即个体进行自我形象的控制,通过一定的方法去影响别人对自己的印象形成过程,使他人对自己的印象符合自我的期待就是印象管理。它又称为印象整饰或印象控制
作用	(1)印象管理是个体适应社会生活的一种方式。个体行为表现要符合社会对他的角色的期待。 (2)不同的人有不同的印象管理方式。成功的印象管理的基础是正确理解他人、情境、自身的状态、自己所承担角色的社会期待

（续表）

要　点	内　容
策略	(1)按社会常模管理自己。 (2)按社会期待管理自己。 (3)按隐藏自我(面具)与自我抬高。 (4)投其所好
与印象形成的区别	印象形成是形成对他人的印象,其重点是信息输入;而印象管理是对他人的印象形成过程施加影响,其重点是信息输出

四、归因(重点掌握)

1. 归因概述

要　点	内　容
概念	归因是一种心理过程,也是人类的一种普遍需要。个体根据有关信息、线索对自己和他人的行为原因进行推测与判断的过程就是归因
行为原因的分类	(1)按照行为原因来源于内部还是外部,可分为: ①内因。如人格、动机、品质、态度、情绪、努力程度等存在于个体内部的原因就是内因。内归因是指将行为原因归于个人特征。 ②外因。如机遇、背景、他人影响、任务难度等行为或事件发生的外部条件就是外因。 (2)按照行为的内因与外因是否稳定,可分为: ①稳定性原因。 ②易变性原因。 (3)按原因的个体是否可控,可分为: ①可控性原因。对可控性因素的归因,人们更可能对行为做出变化的预测。 ②不可控性原因。对不可控因素的归因,人们较可能对未来的行为做出准确的预测
归因原则	(1)不变性原则。归因思想的创始人是海德,他认为人们归因时,通常寻找某一特定结果和特定原因之间的不变联系,即使用不变性原则。 (2)折扣原则。归因理论的另一个主要贡献者凯利提出的折扣原则,他认为如果也存在其他看起来合理的原因,那么某一原因引起某一特定结果的作用就会打折扣。 (3)协变原则。凯利认为人们可通过检查特异性信息、共同性信息、一致性信息者三种特殊的信息来进行归因,因此他的归因理论也被称为三维理论。他认为是最全面的归因原则就是协变原则。特异性和共同性低、一致性高时,人们会做出内部因素的归因;特异性、共同性和一致性都高时,人们会做出外部因素的归因
影响因素	(1)社会视角。角色和处境不同,当事人和局外人对行为原因解释也不同。 (2)自我价值保护倾向。归因向有利于自我价值确立的方向倾斜。个体成功时,倾向于内归因;失败时,倾向于外归因。 (3)观察位置。人们对事物的解释和看法会因观察事物时空间位置的不同而不同。人们常把事情的原因归为凸显的、在注意中心的人或物。 (4)时间因素。时间越长,归因越具有情境性

2. 相关理论

要　点	内　容
控制点理论	20 世纪五六十年代，美国心理学家罗特提出了控制点理论，该理论是一种个体归因倾向理论。内控者认为个人生活中多数事情的结果取决于个体在做这些事情时的努力程度，相信自己能够对事情的发展和结果进行控制。而外控者认为个体生活中多数事情的结果是个人不能控制的各种外部力量的作用造成的，相信社会的安排，相信命运和机遇等因素决定了自己的状况，认为个人的努力无济于事，倾向于放弃对自己生活的责任
凯利—三维理论	三维理论是指人们可通过检查三种特殊的信息来进行归因。其归因主要有刺激客体、行为主体和情境。 根据三维理论，个体在归因时需要同时考虑以下三种信息： (1)共同性信息（即不同的行为主体对同一刺激的反应是否相同）。 (2)一致性信息（即行为主体在不同背景下做出的反应是否一致）。 (3)特异性信息（即行为主体的反应方式是否有特异性，是否只针对某一刺激客体做出反应）

典题精练

【例 10 · 单选题】按照归因的协变原则，低特异性、低共同性、高一致性情况下，人们往往将行为原因归于（　　）。

A. 情境　　　　B. 行为主体

C. 时间　　　　D. 刺激客体

B。【解析】根据归因的协变原则，特异性低、共同性低、一致性高时，人们会做出内部因素的归因；特异性、共同性、一致性都高时，人们会做出外部因素的归因。

第四节　社会动机与社交情绪

一、社会动机概述（识记）

要　点	内　容
概念	引起、推动、维持与调节个体的行为，使之趋向一定目标的心理过程或内在动力的就是动机。动机包括以下两种： (1)自然动机。它是由人的自然属性、自然需要所引起的动机。 (2)社会动机。它是由人的社会属性、社会需要所引起的动机。人的社会行为的直接原因是社会动机
动机过程	动机过程是指人的某种需要从未满足状态转换到满足状态，然后又产生新的需要的循环过程，即需要→心理紧张→动机→行动→目标→需要满足、紧张解除→新的需要

（续表）

要　点	内　容
社会动机的功能	(1)激活功能。社会动机是行为的启动因素，激发个体产生社会行为，使个体处于活动的状态。 (2)指向功能。社会动机使社会行为具有明确的指向性与目的性。 (3)维持与调节功能
动机强度与活动效率的关系	动机强度过低或过高，均会导致活动效率下降；中等强度的动机，活动效率最高。动机强度与活动效率之间的关系大约呈倒U型曲线

二、主要的社会动机（掌握）

主要的社会动机包括成就动机、亲合动机、权利动机、侵犯动机、利他动机五种。

1. 成就动机

要　点	内　容
概念	个体追求自认为重要的有价值的工作，并使之达到完善状态的动机就是成就动机。它是一种基本的社会动机
重要性	个体的发展有赖于以下两个方面： (1)一定水平的成就动机，高成就动机会使个体敢冒风险，勇于进取，最终有可能取得较高水平的成就。 (2)社会的高度发展，经济的快速成长，人口、资源、技术等要素不可或缺，但全体社会成员有较高水平的成就动机也很重要
抱负水平	从事某种实际工作前，个体对自己可能达到的和期望达到的成就目标的主观估计就是抱负水平。它代表个体的一种愿望。成就动机的强弱决定个体抱负水平的高低
影响因素	(1)目标的吸引力。目标的吸引力越大，个体主观能动性发挥的程度越大，成就动机就越高。 (2)风险与成败的主观概率。很有把握的事与毫无获胜机会的事，其目标价值都小，成就动机激励作用也小。 (3)个体施展才干的机会。个体施展才干的机会越多，其成就动机就越强
培养儿童成就动机应注意的问题	(1)家庭教养方式。家长对子女的自律训练越严格，其子女的成就动机就越强。可见，家长对儿童自律训练的严格程度与儿童成就动机是正相关的关系。 (2)强调成就、追求成就的社会氛围。社会的高成就氛围有利于提高个体成就动机。在一个好学校读书，既有好的教学质量，又有你追我赶的良好氛围

2. 亲合动机

要　点	内　容
概念	个体害怕孤独，希望与他人在一起，建立协作和友好联系的一种心理倾向就是亲合。亲合动机是由亲合需要引起的，会导致亲合行为

（续表）

要 点	内 容
亲合的起源	亲和源于依恋，而依恋的产生有先天因素的影响
亲合的作用	(1)满足个体的某些社会性需要。 (2)获得信息。 (3)减轻心理压力。 (4)避免窘境
影响亲合的因素	(1)情景因素。压力越大，亲和动机越强。 (2)情绪因素。恐惧情绪越强烈，亲和倾向越明显。 (3)出生顺序。同一个家庭中，合群倾向按出生顺序递减

3. 权力动机

个体希望影响和控制他人的心理倾向就是权力动机。权力动机产生的心理背景是权力需要。权力动机产生的因素有社会控制的需求和对无能的恐惧两个。

温特认为权力动机有积极的权力动机和消极的权力动机两种。积极的权力动机一般表现为在“组织社会中的权力”或竭力去谋求领导职位。消极的权力动机一般表现为“害怕失去权力”，为自己的声望忧虑。

4. 侵犯动机

要 点	内 容
概念	个体有意伤害他人，以使自己获得平衡和满足的一种心理倾向就是侵犯动机。个体有意伤害他人的行动是指侵犯行为(简称侵犯)，有时也称为攻击行为或暴力行为
侵犯行为的构成	狭义的侵犯专指反社会行为的伤害行为。而广义的侵犯包括以下三个方面，且侵犯也是由以下三个方面构成的： (1)伤害行为(包括身体伤害和言语伤害)。 (2)侵犯动机。侵犯动机是侵犯行为的直接原因，是指伤害的主观意图。 (3)社会评价。社会评价指出：维持社会规范与社会准则的伤害行为具有亲社会的性质；违反和破坏社会规范与社会准则的伤害行为具有反社会的性质；介于两者之间的伤害行为，即被认可的伤害行为
侵犯行为的原因	(1)本能论的解释。弗洛伊德早期认为侵犯是性本能的一部分，后来认为人有生本能与死本能两种对立的基本本能。洛伦兹认为侵犯是一种本能，具有生物保护的意义。 (2)挫折—侵犯学说。多拉德等人认为“侵犯行为的发生，总是以挫折的存在为条件”“侵犯永远是挫折的一种后果”。该学说的要点包括： ①侵犯强度与目标受阻强度呈正相关。 ②挫折强度一定，预期惩罚越大，侵犯发生的可能性越小；预期惩罚一定，挫折越大，侵犯越可能发生。 ③抑制侵犯的力量与该侵犯可能受到的预期惩罚强度呈正相关。 (3)社会学习论的观点。班杜拉提出了社会学习论，其观点认为侵犯行为是习得的。侵犯行为的学习机制是联想、强化、模仿

（续表）

要　点	内　容
侵犯行为的影响因素	(1)情绪唤起水平。 (2)社会角色与群体。 (3)道德发展水平。 (4)自我控制能力。 (5)大众传媒的影响
去个性化和侵犯行为的关系	个体的一种自我意识下降,自我评价和自我控制能力降低的状态就是去个性化。一般情况下,去个性化的状态使人最大限度地降低了自我观察和自我评价的意识和对社会评价的关注,并削弱了羞愧、内疚、恐惧、承诺等行为控制力量,从而使人表现出通常社会不允许的行为,使人的侵犯行为增加。人群在去个性化的状态下会不分青红皂白地攻击目标,并且攻击的强度远超寻常而不能停止。故去个性化和个体侵犯性呈正相关

典题精练

【例 11 · 单选题】侵犯行为是习得的,这是(　　)的观点。

A. 社会学习理论　　B. 本能论

C. 挫折—侵犯学说　　D. 侵犯论

A。【解析】对侵犯行为的原因,有三种解释:本能论、挫折—侵犯学说、社会学习论。侵犯是习得的,这是班杜拉提出的社会学习论的观点。

【例 12 · 单选题】一般情况下,去个性化和个体侵犯性之间的关系是(　　)。

A. 负相关　　B. 零相关

C. 无相关　　D. 正相关

D。【解析】侵犯行为指是个体有意伤害他人的行动。去个性化指个体的一种自我意识下降,自我评价和自我控制能力降低的状态。在去个性化的状态下,人群会不分青红皂白地攻击目标,并且攻击的强度远超寻常而不能停止,因此去个性化与侵犯行为呈正相关。

5. 利他动机

要　点	内　容
概念	个体不顾自身,增进他人的价值和利益的一种心理倾向就是利他动机。利他行为是个体有益于他人、公众、社会,不期待回报的行为,是利他动机支配的行为
利他行为的性质	(1)是一种亲社会行为,一切符合社会期待的有益于他人的行为就是亲社会行为。 (2)是一种以人为对象的亲社会行为。 (3)以完全有利于他人为目标,由利他动机引起
利他行为的原因	(1)社会生物学的观点。利他行为不是人类所特有的,动物也有利他行为。 (2)社会规范论的观点。人类社会中的一个普遍准则是交互性规范。利他是一种社会交换,其收益是焦虑的减少和自我价值的提高。人类社会中另一种普遍准则——社会责任规范,解释了人类利他行为的起源

（续表）

要 点	内 容
利他行为的影响因素	(1)外部因素。其主要包括： ①自然环境。良好的气候和环境会增加利他，恶劣的环境因素减少利他。 ②社会情境。主要包括： a. 他人在场。一般情况下，他人在场对利他行为会产生负面影响，在场的人数越多，利他发生的可能性有时越小。 b. 情境的社会性意义。遇到有人需要帮助的社会情境时，个体首先会解释情境的意义和性质，判断是否属于紧急情况和是否需要介入，然后才会采取行动。在情境的性质不怎么清楚的时候，个体往往参考在场其他人的反应来做出判断。 c. 时间压力。 d. 利他对象的特点。 (2)利他者的心理特征。主要包括： ①心境。在个体心情愉悦时，容易出现利他行为。 ②内疚。个体感到内疚时倾向于做些好事加以补偿，以减轻内疚造成的心理压力，如果内疚得到表白，个体心理压力就好减少，则会导致利他减少。 ③人格。社会责任感、移情能力、自我监控能力与利他行为均呈正相关。 (3)利他技能。掌握一定救助技能与手段，会增加人们利他行为发生的可能性

典题精练

【例 13 · 多选题】他人在场对利他行为往往有负面影响，主要的原因包括（　　）。

A. 去个性化　　B. 社交焦虑

C. 责任分散　　D. 责任意识降低

AC。【解析】他人在场时，导致去个性化，个体的责任意识丧失；或者个体倾向于把责任分给在场的其他人，导致责任分散，使自己的责任减轻。

三、社交情绪（掌握）

1. 概念

社交情绪是个体的社会需要是否获得满足的反映，是人际交往中个体的一种主观体验。

2. 分类

类 别	内 容
社交焦虑	在社交过程中感觉不自然、不舒服、紧张甚至恐惧的情绪体验就是社交焦虑
嫉妒	个体与他人比较，发现自己在才能、名誉、地位或境遇等方面不如别人，而产生的一种由羞愧、愤怒、怨恨等组成的复杂的情绪状态就是嫉妒。其特点包括： (1)持续性。嫉妒情绪不容易消解，产生后能持续地影响个体的思想、情感和行为。 (2)对抗性。嫉妒者希望嫉妒对象发生不好的事情，面对别人成功，会产生不满、愤恨，甚至可能会付诸行为对他人造成破坏或伤害。 (3)普遍性。嫉妒情绪是普遍存在的。 (4)针对性。嫉妒针对的对象总是具体的个体或群体

（续表）

类 别	内 容
内疚	个体认为自己对实际的或者想象的罪行或过失负有责任，而产生的强烈的羞愧、不安、负罪的情绪体验就是内疚
羞耻	个体因为自己在能力、人格、外貌等方面的缺憾，或者在思想与行为方面与社会常态不一致，而产生的一种痛苦的情绪体验就是羞耻

第五节 态度形成与态度转变

一、态度概述（掌握）

要 点	内 容
概念	个体对特定对象的总的评价和稳定性的反应倾向就是态度
特点	(1)内在性。 (2)对象性。 (3)稳定性
成分	态度包括以下三种成分： (1)认知(cognition)成分。个体对态度对象的信念、事实、知识、评价等所有认知。 (2)情感(affection)成分。在评价的基础上，个体对态度对象产生的情感体验或情感反应。 (3)行为倾向(behavioral tendency)成分。个体以某种方式行动的倾向性或对态度对象的预备反应。 有人把态度的三成分称为态度的 ABC 模型。一般来说，态度的三种成分是协调一致的。如果不协调，起主导作用的往往是情感成分，它决定态度的基本取向和行为倾向
态度与行为	态度含有行为的倾向性。行为的重要决定因素是态度，但个体具体采取什么样的行动，还受认知因素、情境、经验与行为的影响
态度与价值观	价值观是个体评价事物与抉择的标准，是个体核心的信念体系。价值观对态度有直接的影响，态度的强弱由价值的大小决定。个体赋予对象的主观价值是态度的直接决定因素。态度与价值观的区别包括： (1)与态度相比，价值观更抽象、更一般、更稳定、更持久、更不容易转变。 (2)态度具有直接的、具体的对象，具有直接的行为动力意义。 (3)价值观通过影响态度而最终影响行为，它对行为的作用是间接的
功能	(1)工具性功能。 (2)自我防御功能。 (3)价值表现功能。 (4)认知功能

（续表）

要　点	内　容
维度	(1)方向。指个体对态度对象是肯定指向或否定指向,即态度的指向。如赞同与反对、是与否、喜欢与厌恶、接纳与拒绝等。 (2)深度。个体对特定态度对象的卷入水平。 (3)强度。态度倾向于某一特定方向的程度。 (4)外显度。个体态度在其行为方向和行为方式上的外露程度。 (5)向中度。在个体态度体系和相关价值体系中,某种态度接近核心价值的程度
态度形成	美国学者凯尔曼将态度形成分为依从、认同和内化三个阶段: (1)依从。它是态度形成的开始,是一种印象管理策略,是表面的、暂时的权宜之计。 (2)认同。在该阶段,起明显作用的是情感因素,认同依赖于对象对个体的吸引力。 (3)内化。它是以认知成分(理智)为基础的,是态度形成的最后阶段

典题精练

【例 14 · 单选题】一般来说,态度的 ABC 三个成分是协调一致的。如果出现不一致,(　　)往往起主导作用。

A. 认知成分　　B. 情感成分

C. 行为成分　　D. 行为倾向

B。【解析】态度的三成分也被称为 ABC 模型。一般情况下,态度的三种成分是协调一致的,如果不协调,情感成分往往占有主导地位。

【例 15 · 单选题】某种态度在个体态度体系及相关评价体系中,接近核心价值的程度,反映了态度的(　　)属性。

A. 强度　　B. 深度

C. 外显度　　D. 向中度

D。【解析】向中度指某种态度在个体态度体系及相关价值体系中,接近核心价值的程度。

【例 16 · 多选题】态度的形成过程包括(　　)阶段。

A. 依从　　B. 转变

C. 认同　　D. 内化

ACD。【解析】凯尔曼认为,态度的形成包括依从、认同和内化三个阶段。依从是态度形成的开始。认同是指个体自愿地接受他人的观点、信息或群体规范,使自己与他人一致。内化是指个体真正从内心相信并接受他人的观点并将之纳入自己的态度体系。

二、态度转变（重点掌握）

1. 态度转变模型

霍夫兰德等人于1959年提出了态度转变的模型，其涉及的要素包括传递者、沟通信息、目标（接收者）和情境。

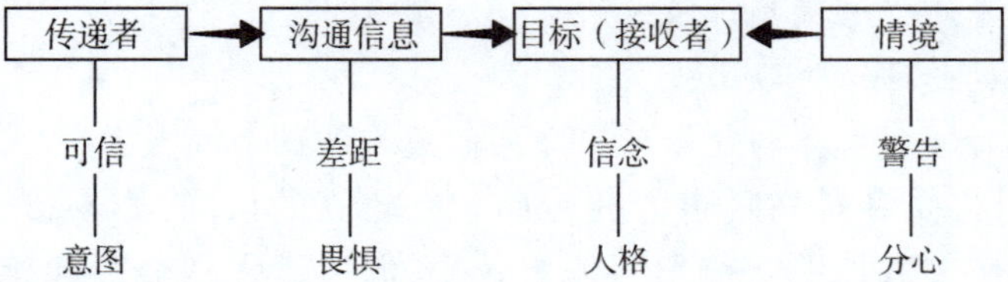

2. 态度转变的影响因素

- 态度转变的影响因素
  - 传递者方面的影响因素
    - 传递者的威信——威信越高，与接收者的相似性越大，说服的效果越好
    - 传递者的立场
      - 传递者站在自我服务的立场上所提供的信息的影响力就小，人们会怀疑其动机
      - 传递者站在中立的立场上，尤其是自我牺牲的，就会产生比较大的影响
    - 说服的意图
      - 如果接收者认为传递者刻意地影响他们，则不易转变态度
      - 如果接收者认为传递者没有操纵他们的意图，则易于转变态度
    - 说服者的吸引力——高吸引力的传递者说服力强
  - 沟通信息方面的影响因素
    - 畏惧——在大多数的情况下，畏惧的唤起能增强说服效果，但过于强烈会引起接收者的心理防御，使态度转变
    - 信息差异
      - 高威信的传递者，信息差异较大时，引发的态度转变量较大
      - 低威信的传递者，信息差异适中时，引发的态度转变量较大
    - 信息倾向性
      - 单一倾向的信息对一般公众的说服效果较好
      - 提供正反两方面的信息，对文化水平高的信息的接收者说服效果较好
    - 信息的提供方式
      - 口头传递比书面途径的说服效果好
      - 面对面的沟通比通过大众传媒的说服效果好
  - 接受者方面的影响因素
    - 人格因素
      - 依赖性较强的接收者，易转变态度
      - 自尊水平高、自信的接收者，不易转变态度
      - 高社会赞许动机的接收者，易转变态度
    - 个体的心理倾向——逆反心理、心理惯性、保留面子等心理倾向的个体，不易转变态度
    - 原有态度与信念的特性——接受者根据直接的经验形成的态度和与个体的需要密切关联的态度不易转变
  - 情境方面的影响因素
    - 分心——既能促进态度转变，也可能削弱说服效果
    - 重复——沟通信息的重复频率与说服效果呈倒“U”型曲线的关系
    - 预先警告——具有双重作用

典题精练

【例 17 · 多选题】下列关于说服与态度转变的说法中，正确的有（　　）。

A. 分心不利于说服

B. 畏惧情绪总是能够提高说服效果

C. 高吸引力的传递者说服力强

D. 沟通信息的重复频率与说服效果之间的关系是倒 U 型关系

CD。【解析】接受者对高吸引力的传递着有较高的认同，容易接受他们的说服。畏惧情绪的唤起在多数情况下能增强说服效果，但过于强烈会引起接受者的心理防御，使态度转变减少。分心的影响较复杂，既能促进态度转变，也可能削弱说服效果。沟通信息的重复频率与说服效果呈倒 U 形曲线的关系。

3. 态度转变理论

要　点	内　容
海德的平衡理论	该理论重视人与人之间的相互影响在态度转变中的。海德用 P－O－X 模型来说明观点。在 P－O－X 模型中，个体（P）、他人（O）、另一个对象（X）是三个顶点，“＋”表示肯定，“－”表示否定。P－O－X 模型有四种平衡和四种不平衡结构。P－O之间肯定时，平衡为强平衡，不平衡为强不平衡；而 P－O 之间否定时，平衡为弱平衡，不平衡为弱不平衡。 海德认为：如果三种关系从各方面看都是肯定的，或两种是否定的，一种是肯定的，则存在平衡状态；相反，三种关系都是否定的，或者两种关系是肯定的，一种是否定的，则存在不平衡状态
认知失调论	认知失调论是由费斯廷格提出的。其具体内容有： （1）当个体的各种认知因素存在不协调时，会产生认知失调而给个体造成心理压力。个体会因此产生消除失调、缓解紧张的动机，通过改变态度的某些认知成分，以达到认知协调的平衡状态。 （2）认知失调的原因： ①文化价值的冲突。 ②逻辑的矛盾。 ③观念的矛盾。 ④新旧经验相悖。 （3）减少、消除认知失调的途径包括： ①改变或否定失调的认知因素的一方，使两个方面的认知因素协调。 ②引入或增加新的认知因素，以改变原有的不协调关系。 ③降低失调认知因素的强度
社会交换论	社会交换论从个体对得失权衡与比较后，产生的趋向与回避动机的角度，来解释态度的形成与转变。 （1）诱因的强度是决定个体采取何种态度和转变态度的关键。 （2）态度持有者是主动地对诱因进行周密的计算，而不是被动地接受环境的影响。 （3）态度是肯定因素（得）与否定因素（失）的代数和

三、态度测量(识记)

1. 常用的态度测量法

态度不能直接测量,可使用间接法获得。常用的态度测量方法包括投射法、量表法、行为反应测量法等。

2. 态度量表

态度量表主要测量态度的方向和强度,可分为单维量表与多维量表。

3. 行为反应测量的理论依据

在一定程度上,个体的心理状态、心理过程会反映到他的外在生理体征相外在行为上,因此,可以通过观察和测量个体的身体距离、生理指标等来推测其内在态度。

第六节 沟通与人际关系

一、沟通的结构与功能(识记)

要 点	内 容
概念	信息传递和交流的过程就是沟通,它包括: (1)人际沟通。这是一种直接的沟通形式,是个体与个体之间的信息和情感、需要、态度等心理因素的传递与交流的过程。 (2)大众沟通。这是一种通过如影视、报刊、网络等媒体中介的大众之间的信息交流过程,又称传媒沟通
结构	沟通过程包括七个要素,即信息源、信息、通道、信息接收者、反馈、障碍与背景
功能	(1)沟通是思想交流和情感分享的工具。 (2)沟通是获取信息的手段。 (3)沟通是减少冲突,改善人际关系的重要途径。 (4)沟通是满足需求、维持心理平衡的重要因素。 (5)沟通能协调群体内的行动,促进提高效率与实现组织目标
分类	按组织系统可分为: (1)正式沟通。它是通过组织规定的通道进行的信息传递和交流,其信息通道规范,准确度较高。 (2)非正式沟通。它是在正式通道外进行的信息传递和交流,其沟通形式灵活,传播速度快,但其随意性大、可靠性差。 按信息流动方向可分为: (1)上行沟通(下情上达)。 (2)下行沟通(上情下达)。 (3)平行沟通(组织的同级间的信息交流)。 按信息源与接收者的位置可分为: (1)单向沟通。单向沟通的信息源与接收者的位置不变。 (2)双向沟通。双向沟通的信息源与接收者的位置不断变化。

（续表）

要　点	内　容
分类	按语词沟通形式可分为： (1)口头沟通（如讨论、会谈、演说等，属于面对面的口头交流）。 (2)书面沟通（如布告、报刊、通知、短信等，属于文字形式的沟通）。 按媒介的不同可分为： (1)现实沟通。现实沟通能够清楚把握双方的身份和角色。 (2)虚拟沟通。虚拟沟通的进程主要受自己的主观感受和想象所左右和引导
沟通网络	(1)正式沟通网络。其主要有链式、轮式、圆周式、全通道式和Y式五种形式。 (2)非正式沟通网络。其主要有流言式、集束式和偶然式三种典型形式

典题精练

【例18·单选题】属于虚拟沟通的情况是（　　）。

A. 同学之间通过网络聊天

B. 不认识的同行之间通过QQ谈业务

C. 彼此一无所知的网友之间通过QQ聊天

D. 不同国家的人通过网络协同工作

C。【解析】虚拟沟通的最大特点是沟通双方身份的隐藏性。沟通的双方在网络上可扮演不同的角色，每个人都在和自己想象的角色沟通，对对方的身份往往是不清楚的。A、B、D选项不符合虚拟沟通的含义。

二、身体语言沟通（识记）

1. 身体语言的概念

身体语言包括目光与面部表情、姿势与妆饰、身体运动与触摸、人际距离等，是非语词性的身体符号。

2. 身体语言沟通的要点

要　点	内　容
目光与面部表情	(1)目光。目光接触是身体语言沟通中最重要的方式。 (2)面部表情。面部表情是精细的身体语言沟通方式，运用较多。 通常，个体的目光、面部表情均与其内在心态一致。如有目光和面部表情不一致时，目光更能表达个体的真实心态
姿势与妆饰	(1)姿势。个体运用身体或肢体的姿态表达情感和态度的身体语言。 (2)妆饰。妆饰在人际沟通起到重要作用，可表现出个体的情趣、爱好等信息
身体运动与触摸	(1)身体运动。它是最常用的、极易被人发现的身体语言。 (2)触摸。人际沟通的有力方式之一是触摸，身体接触是日常表达某些强烈情感的方式。个体有被触摸的需要是一种本能

（续表）

要　点	内　容
人际距离	(1)亲密距离。亲密距离一般为 0～18 英寸，是指亲人、夫妻之间沟通和交往的距离。在此距离上，双方均可感受到对方的私密性刺激(如呼吸、气味、体温等)。 (2)个人距离。个人距离一般为 1.5～4 英尺，是指朋友之间的交往距离。在此距离上，可以感知大量的体语信息。 (3)社交距离。社交距离一般为 4～12 英尺，是指彼此认识的人之间的交往距离。如商业交往中距离。 (4)公众距离。公众距离一般为 12～25 英尺，是指在正式场合、演讲或其他公共场合沟通时的人际距离，且其沟通往往是单向的。 注：1 英尺 = 0.3048 米，1 英寸 = 25.4 毫米

典题精练

【例 19 · 单选题】在心理咨询过程中心理咨询师与求助者之间的人际距离是(　　)。

A. 公众距离　　B. 个人距离

C. 社交距离　　D. 亲密距离

C。【解析】心理咨询师与求助者应保持在正常的社交距离。

三、人际关系的原则和理论(识记)

1. 人际关系的概念和特点

要　点	内　容
概念	人与人在沟通和交往中建立起来的直接的心理上的联系就是人际关系
特点	(1)情感性。人际关系以人们间的情感联系为基础。 (2)直接性。在面对面的交往中形成人际关系。 (3)个体性。人际交往双方的社会角色影响彼此的人际关系

2. 人际关系建立与发展的阶段

良好人际关系的建立和发展要经过以下四个阶段：

(1)定向阶段。该阶段涉及注意、选择交往对象，与交往对象进行初步沟通等方面的心理活动与行为。

(2)情感探索阶段。该阶段会卷入一定程度的感情，双方探索彼此在哪些方面可以建立情感联系。

(3)情感交流阶段。在此阶段，双方关系的性质发生重要的变化，双方开始建立信任感、安全感，沟通的深度和广度有所发展并会卷入较深的情感。

(4)稳定交往阶段。在此阶段，交往的双方在心理相容性方面进一步拓展，允许对方进入自己的私密性领域，沟通和自我暴露广泛而深刻。

3. 自我暴露和人际关系的深度

在沟通和交往的时候把自己私人性的方面显示给他人的过程就是自我暴露(又称自

我开放）。自我暴露的程度由浅到深依次为情趣爱好方面、态度方面、自我概念与人际关系状况方面、隐私方面。

一般情况下，关系密切程度与自我暴露程度成正比。但有一个特例，就是彼此没有任何关系的人，有可能做到完全的自我暴露，如网络聊天。

4. 良好人际关系的原则

（1）交换性原则。

（2）相互性原则。

（3）自我价值保护原则。

（4）平等原则。

5. 人际关系的三维理论

人际关系的三维理论是由心理学家舒茨以人际需要为主线提出的，也称为基本人际关系取向理论。三维理论的主要观点是：

（1）人有包容需要、支配需要和情感需要三种基本的人际需要。

（2）人际需要决定了个体与其社会情境的联系，如果不能满足，那么就可能会导致心理障碍和其他严重问题。

（3）人们对于三种基本的人际需要有主动表现和被动表现两种满足方式。

（4）童年期的人际需要是否得到满足以及由此形成的行为方式，对个体成年后的人际关系有决定性的影响。

四、人际吸引（掌握）

要　点	内　容
概念	人际吸引是人际关系中的一种肯定形式，是个体和他人之间情感上相互亲密的状态
分类	按吸引的程度，人际吸引可分为： （1）亲合，是较低层次的人际吸引。 （2）喜欢，是中等程度的人际吸引。 （3）爱情，是最强烈的人际吸引形式
影响因素	（1）熟悉与邻近。熟悉会增加吸引的程度，相似条件下，人们会喜欢与自己邻近的人。交往频率与喜欢程度的关系呈倒U型曲线。 （2）外貌。在人际吸引中，体态、容貌、举止、服饰、风度等个人外在因素的作用很大。 （3）才能。 （4）相似与互补。相似主要包括： ①年龄、经验的相似。 ②社会背景、地位的相似。 ③兴趣、爱好的相似。 ④信念、价值观、人格特征的相似。 双方某些方面互补时，也会增加彼此间的吸引和喜欢，包括需要的互补、社会角色和职业的互补、某些人格特征的互补。 （5）人格品质。人格品质不仅是个体吸引力最重要的来源之一，也是影响喜欢的最稳定因素之一

五、人际互动(识记)

定 义	内 容
概念	人际互动就是人际相互作用,它可能是信息、情感等心理因素或行为、动作的交流
主要形式(合作与竞争)	(1)合作的基本条件包括: ①目标一致。 ②相互信赖的合作氛围。 ③共识与规范,即合作双方对共同目标、实现目标的途径有基本一致的认识,并在合作的过程中,遵守双方共同认可的社会规范。 (2)竞争的基本条件包括: ①目标较为稀有或者难得,且只有双方对同一目标进行争夺,才是竞争。 ②竞争是理性的,按照一定的社会规范进行。 ③争夺中可能出现零、冲突(一方赢,另一方输)或双赢的结局
目标手段相互依赖理论	目标手段相互依赖理论是由社会心理学家多伊奇提出的,他认为个体行为的目标、手段与他人行为的目标、手段之间如存在相关依赖的关系时,就会产生相互作用

第七节 社会影响

一、从众(掌握)

要 点	内 容
概念	在群体压力下,个体在认知、判断、信念和行为等方面自愿地与群体中的多数人保持一致的现象就是从众(俗称“随大流”)
特点	(1)引起从众的群体压力可以是真实存在的或想象的。 (2)群体压力在个体有意识和无意识时均能发生作用。 (3)从众行为是个体的自愿行为。从众的重要特点是自愿
功能	(1)促进社会形成共同规范、共同价值观。 (2)让个体适应社会生活
类型	根据外显行为是否从众及行为与内在的自我判断是否一致,可划分为: (1)权宜从众,即外在行为和群体保持一致,但内心却怀疑群体的判断。 (2)真从众,即外在行为和内心均与群体保持一致,是一种表里一致的从众。 (3)反从众,即内心倾向和群体一致,外在的行为表现与群体的主流不一致

（续表）

要　点	内　容
从众行为的原因	(1)对偏离的恐惧。 (2)寻求行为参照。 (3)群体凝聚力
影响从众的因素	(1)群体因素。在一定范围内,个体产生从众行为的可能性随群体规模的增加(群体规模的临界值 3～4 人)而上升。 (2)个体人格因素。个体的自我评价越高,从众行为越少。个体独立性较强的,从众行为越少;个体依赖性较高的,从众行为越容易发生。 (3)情境的明确性。如果情境模糊,个体对自身判断的肯定程度降低,从众的可能性就会增加;反之,减少。 (4)其他因素,如性别、智力因素等

二、社会促进与社会懈怠(掌握)

要　点	内　容
社会促进 (社会助长)	个体完成某种任务时,由于他人在场而提高绩效的现象就是社会促进。他人在场有想象在场、实际在场、隐含在场等形式
社会促进效应	(1)结伴效应。在结伴活动中,个体会感到社会比较的压力,从而提高工作或活动的效率的现象。 (2)观众效应。个体从事活动时,观众是否在场,观众的多少和表现对其活动的效率有明显影响的现象
优势反应强化说	该学说是对社会促进和社会干扰的理论解释。美国学者扎荣克认为他人在场,个体的动机水平将会提高,其优势反应易于表现,而弱势反应会受到抑制。优势反应是指学习和掌握得相当熟练,不假思索就可以表现出来的习惯动作
社会懈怠 (社会逍遥)	群体一起完成一件任务时,个人所付出的努力比单独完成时偏少的现象就是社会懈怠。如日常生活中的"磨洋工"现象。 个体在群体活动中的责任意识降低,被评价的焦虑减弱,使行为的动力也相应下降是社会懈怠的主要原因

典题精练

【例 20 · 单选题】"磨洋工"是一种(　　)现象。

A. 社会感染　　B. 社会懈怠

C. 社会暗示　　D. 社会干扰

B。【解析】社会懈怠指群体一起完成一件任务时,个人所付出的努力比单独完成时偏少的现象。"磨洋工"属于社会懈怠现象。

三、模仿、暗示和社会感染(重点掌握)

1. 模仿

要 点	内 容
概念	个体在没有外在压力的条件下,受他人的影响仿照他人,使自己与他人相同或相似的现象就是模仿
特点	(1)模仿的社会刺激是非控制性的,模仿的条件是榜样,但模仿是自愿产生的,有时可能是无意识的。 (2)模仿者与其榜样的行为举止相似(即相似性)
分类	(1)有意模仿。这是一种主动的、有目的的模仿行为。 (2)无意模仿。这是一种意识程度较低的模仿,并不是完全无意识
意义	(1)适应作用。这种作用在个体成长的早期特别尤其突出。 (2)模仿是学习的基础。 (3)促进群体形成。模仿可提高群体态度、情感、行为的一致性,促进群体形成,增进群体凝聚力
发展	(1)从无意模仿到有意模仿。 (2)从游戏模仿到生活实践模仿。 (3)从对外部特征的模仿到对内部实质内容的模仿
塔尔德的"模仿律"	在研究模仿在犯罪活动中的作用时,法国社会学家塔尔德提出了以下三个模仿律: (1)下降律,即社会下层人士具有模仿社会上层人士的倾向。 (2)几何级数律,即在没有干扰的情况下,模仿一旦开始,便以几何级数的速度增长,迅速地蔓延。 (3)先内后外律,即对本土文化及其行为方式的模仿和选择,总是优于对外域文化及其行为方式的模仿和选择

典题精练

【例 21 · 多选题】塔尔德提出的模仿律包括( )。

A. 下降律　　B. 几何级数律

C. 先外后内律　　D. 先内后外律

ABD。【解析】塔尔德认为模仿是一种基本的社会现象,他在研究模仿在犯罪活动中的作用时,提出了下降律、几何级数律、先内后外律三个模仿律。

2. 暗示

要 点	内 容
概念	在非对抗的条件下,通过语言、表情、姿势和动作等对他人的心理与行为发生影响,使其接受暗示者的意见和观点,或者按所暗示的方式去活动的现象就是暗示。 暗示涉及暗示者、暗示信息和被暗示者三个要素

（续表）

要 点	内 容
分类	(1)按信息来源可分为他人暗示和自我暗示。 (2)按暗示者的目的可分为有意暗示和无意暗示。 (3)按暗示双方的接触方式可分为直接暗示和间接暗示。 (4)按暗示效果可分为暗示和反暗示
影响因素	(1)暗示者的威望、社会地位、权力、人格魅力。 (2)被暗示者若独立性差、自信心差、知识水平低、年纪小则越容易被暗示。女性比男性更容易接受暗示。 (3)被暗示者所处的情境

典题精练

【例 22 · 多选题】影响暗示效果的因素包括(　　)。

A. 年龄　　B. 知识水平

C. 自尊水平　　D. 性别

ABD。【解析】影响暗示效果的因素主要有:(1)暗示者的知识、权利、威望、社会地位及人格魅力。(2)被暗示者的年龄、性别、自信心、独立性、知识水平。(3)被暗示者所处的情境。

3. 社会感染

要 点	内 容
概念	一种较大范围内的信息和情绪的传递过程,即通过语言、表情、动作及其他方式引起众人相同的情绪和行为的过程就是社会感染
特点	(1)双向性。感染者和被感染者可相互影响和传染。 (2)爆发性。 (3)接收的迅速性。在特定的氛围中,传递和感染现象迅速发生
分类	(1)个体间的感染。它是社会感染最常见的形式,发生在个人之间或小群体成员之间。 (2)大众传媒(即广播、电视、电影、文艺作品、报刊、互联网等)的感染。其感染日益突出,影响巨大且深远。 (3)大型开放群体的感染。该感染发生在处于同一物理空间,但其成员又不可能是人人都能接触的大型群体内。循环反应是其重要特征

第八节　爱情、婚姻和家庭

一、爱情(掌握)

1. 爱情概述

要　点	内　容
概念	身心成熟到一定程度的个体对异性个体产生的有浪漫色彩的高级情感就是爱情,它是人际吸引最强烈的形式
特点	(1)爱情一般产生在异性之间,狭义的爱情专指异性恋,不含同性恋。 (2)爱情不是低级情绪,而是一种高级情感。 (3)爱情是个体身心发展到相对成熟的阶段时才会产生的情感体验,幼儿没有爱情体验。 (4)爱情有生理基础,包括性爱因素,不是纯粹的精神上的依恋。 (5)奉献是爱情的基本倾向
爱情的形式	(1)浪漫式。双方一见钟情,初次见面即互相吸引。 (2)游戏式。这种形式的爱情像游戏。 (3)好朋友式。长时间培养出来的爱情,是一种深情厚谊。 (4)实用式。这种形式的爱情是找能满足自己的基本需求或实际需求的人。 (5)占有式。如果怀疑爱的人跟别人在一起,神经就紧张。 (6)利他式。宁愿自己吃苦,也不愿让爱的人受苦
爱情的发展阶段	(1)取样与评估。在某一群体中,男女双方选择愿意交往的对象时,交往的收益、成本以及相互抵消后的盈余是所考虑的主要因素。 (2)互惠。男女双方在此阶段尽可能地交换收益。 (3)承诺。当双方认为从对方得到的收益大于从其他异性那里得到的收益时,就会停止与其他异性的交往,双方关系固定,开始一对一地频繁交往。 (4)制度化。双方随着亲密感的不断增强,都觉得离不开对方,但又担心对方离开自己,希望能通过订婚、办理结婚手续等契约的形式将双方关系制度化。契约要求彼此忠诚,使双方的关系具有排他性

2. 爱情与喜欢的区别

区　别	爱　情	喜　欢
依恋	在感到孤独时,卷入爱情的双方会高度特异性地去寻找对方来伴同和宽慰	喜欢的对象不会有依恋的作用

（续表）

区 别	爱 情	喜 欢
亲密	恋爱的双方既对对方有高度的情感依赖，又会有身体接触的需求。性是爱情的核心成分，是爱情的基础	喜欢没有亲密行为
利他	恋爱中的人会高度关怀对方的情感状态，觉得让对方快乐和幸福是自己义不容辞的责任。在对方有不足时，也会表现出高度的宽容	喜欢不会像爱情有那么强烈的利他感受

3. 爱情的相关理论

理 论	内 容
爱情的三角形理论	斯坦伯格指出，爱情是由亲密、激情、承诺三因素组成的三角形
激情爱的理论	沙赫特提出了“情绪三因素理论”，其内容是 情绪 = 刺激 × 生理唤起 × 认知标签

典题精练

【例 23 · 多选题】斯坦伯格认为构成爱情的因素包括（　　）。

A. 亲密　　B. 喜欢

C. 承诺　　D. 激情

ACD。【解析】美国心理学家斯坦伯格提出的爱情理论认为爱情由激情、亲密和承诺三个基本成分组成。

二、婚姻（掌握）

要 点	内 容
概念	婚姻是家庭成立的基础和标志，是男女结成夫妻关系的行为。社会性是婚姻关系的本质
动机	婚姻包括经济、繁衍和爱情三个动机。有学者指出：上古时代，经济第一、繁衍其次、爱情第三；中古时代，繁衍第一、经济其次、爱情第三；现代社会，爱情第一、繁衍其次、经济第三

（续表）

要　点	内　容
夫妻关系的类型	(1)爱情型。爱情型的两种亚型： ①由美貌与性吸引而导致的结合。 ②以人格的相似性或互补性为基础的结合。 (2)功利型。以爱情之外的学历、财产、出身、社会关系等条件为基础的结合。因而，在夫妻双方的收益与成本基本平衡时，婚姻能持续，双方感到满足。 (3)平等合作与分工型。夫妻双方平等地分担家务，根据各自的特点分工，料理家政。 (4)建设型。夫妻双方在共同目标下努力生活和工作。 (5)惰性型。夫妻双方会迅速地对婚姻失去热情。 (6)失望型。夫妻双方由于婚姻生活中的种种不满意，会感到失望。 (7)一体型。夫妻双方相互体贴、彼此适应，相敬如宾、心心相印

三、离婚（掌握）

要　点	内　容
概念	依法解除婚姻关系就是离婚。心理冲突是原因和前奏，离婚是结果
引起心理冲突的因素	(1)需求不满。需求不满主要表现在以下五个方面： ①在性方面，一方或双方的需要得不到满足。 ②自我价值得不到对方承认，自尊心受损。 ③一方或双方正当的感情需要得不到满足。 ④家庭经济需求得不到正常满足。 ⑤双方在休闲、爱好等方面的需要和兴趣的差别太大。 (2)价值观念的不一致（一般表现在言语沟通中）。 (3)“自我”的远离。“自我”包括自我期待、自我意识、自我取向等。“自我”的远离主要表现以下五个方面： ①夫妻的婚姻动机不是为对方做贡献，而是利己，爱是满足自己的需要。 ②两个“自我”的基本利益相异，各趋己利。 ③遇到分歧，各持己见，互不相让。 ④在对方处于痛苦时，不安慰，不帮助，使婚姻具有的促使双方心理健康的功能丧失。 ⑤双方心理调适的过程缓慢，难以进入到心理和谐的状态。 (4)夫妻的性差异。引起夫妻冲突的深层原因是夫妻在性欲及其满足方式方面的差异较大

（续表）

要　点	内　容
离婚的原因	(1)未婚先孕。 (2)恋爱时间短。 (3)低龄结婚。 (4)性生活不和谐。 (5)家庭有离婚史。 (6)夫妻不平等。 (7)婚前性经验

四、家庭(掌握)

1. 家庭概述

要　点	内　容
概念	家庭是社会生活的基本单位,是社会的细胞。家庭的构成包括婚姻关系、血缘关系和收养关系
特点	(1)家庭是一种初级社会群体,其成员之间有较多的面对面的交往、直接的互动与合作。 (2)以婚姻、血缘关系为纽带。 (3)家庭关系是最为密切、深刻的社会关系
结构要素	(1)家庭成员的数量。 (2)夫妻数量。家庭的核心是夫妻,夫妻数量越多,家庭越不稳定性。 (3)代际层次。在家庭代际关系中,有连续性、间断性
结构模式	(1)核心家庭(由夫妻和未婚子女组成)。 (2)主干家庭(由夫妻和一对已婚子女组成)。 (3)联合家庭(由夫妻与两对或以上的已婚子女组成)。 (4)其他家庭(如单亲家庭、丁克家庭等)
家庭的功能	(1)经济功能。 (2)性的功能。 (3)生育功能。 (4)教育功能。 (5)感情交流功能。 (6)抚养与赡养功能。 (7)休闲与娱乐功能

（续表）

要 点	内 容
影响因素	(1)社会与环境因素，如社会的经济、政治、人文环境、道德风尚等。 (2)家庭成员间的人际距离。 (3)家庭成员的素质，如法律素质、政治素质、道德素质、科学文化素质、环境素质等

2. 家庭生命周期

家庭生命周期概念仅适用于核心家庭，指一个家庭从形成到解体的过程，可划分为六个阶段。

阶 段	起 始	结 束
形成	结婚	第一个孩子的出生
扩展	第一个孩子的出生	最后一个孩子的出生
稳定	最后一个孩子的出生	第一个孩子离开父母家
收缩	第一个孩子离开父母家	最后一个孩子离开父母家
空巢	最后一个孩子离开父母家	配偶一方死亡
解体	配偶一方死亡	配偶另一方死亡

同步自测

一、单项选择题

1. 下列关于社会心理学说法中，正确的是（　　）。

A. 社会心理学是一门边缘学科

B. 美国心理学家 F. H. 奥尔波特认为社会心理学是研究个体的思想、情感和行为怎样受他人的现实的、想象的、隐含的存在的影响的学科

C. 社会心理学的前身是社会学

D. 罗斯的《社会心理学》和麦独孤的《社会心理学导论》的出版是社会心理学成为独立学科的标志

2. 社会心理学的确立期是（　　）。

A. 哲学思辨阶段　　B. 实证分析阶段

C. 学派纷争阶段　　D. 经验描述阶段

3. 社会对男女在态度、行为方式、角色方面的期待是（　　）。

A. 性　　B. 性别

C. 性别差异　　D. 性别角色

4. 因人们对角色的期待不同所引起的冲突是(　　)。

A. 角色不清　　B. 角色失败

C. 角色内冲突　　D. 角色间冲突

5. 下列不属于印象形成中信息整合模式的是(　　)。

A. 加法模式　　B. 算术平均模式

C. 平均模式　　D. 中心品质模式

6. 内控者相信自己能发挥作用,而外控者面对失败与困难往往推卸责任于外部原因,这是(　　)的内容。

A. 可控性理论　　B. 控制点理论

C. 内外因理论　　D. 稳定性理论

7. 下列选项中,不属于亲合的影响因素的是(　　)。

A. 遗传因素　　B. 情境因素

C. 情绪因素　　D. 出生顺序

8. 下列关于社会动机说法中,错误的是(　　)。

A. 社会动机强度与活动效率之间呈倒U型关系

B. 挫折—侵犯学说认为侵犯是经后天学习获得的

C. 社会动机是社会行为的直接原因

D. 亲合动机是人际吸引的较低层次

9. 个体对特定态度对象的卷入水平指态度的(　　)。

A. 强度　　B. 外显度

C. 深度　　D. 向中度

10. 凯尔曼态度形成阶段不包括(　　)。

A. 依从　　B. 内化

C. 认同　　D. 转化

11. 影响人际吸引的最重要、最稳定的因素是(　　)。

A. 熟悉与邻近　　B. 人格品质

C. 才能　　D. 外貌

12. 人际交往中,双方的交往频率与喜欢程度之间呈(　　)。

A. 不相关　　B. 正相关

C. 指数关系　　D. 倒U型关系

13. 从众是一种(　　)行为。

A. 自发　　B. 协作

C. 自愿　　D. 被迫

14. 下列关于模仿说法中,不正确的是(　　)。

A. 从无意模仿到有意模仿发展

B. 下层人士会模仿上层人士

C. 从对外部特征的模仿到对内部实质内容的模仿发展

D. 模仿都是有意识模仿

15. 男女结成夫妻关系的动机不包括(　　)。

A. 经济　　B. 繁衍

C. 承诺　　D. 爱情

二、多项选择题

1. 根据勒温的社会行为公式,个体的社会行为与(　　)成函数关系。

A. 行为　　B. 个体

C. 个体所处的情境　　D. 个体认知

2. 根据詹姆士的有关自尊的经典公式,自尊与(　　)有关。

A. 成功　　B. 抱负

C. 社会价值　　D. 个体的自信程度

3. 社会化的基本条件包括(　　)。

A. 人类有较长的生活依附期

B. 家庭教育和学校教育为社会化提供了良好的基础

C. 较好的遗传素质

D. 个体具有学习能力

4. 个体归因的原则有(　　)。

A. 不变性原则　　B. 利己原则

C. 折扣原则　　D. 协变原则

5. 侵犯行为的影响因素包括(　　)。

A. 情绪唤起水平　　B. 道德发展水平

C. 自我控制能力　　D. 大众传媒的影响

6. 下列关于嫉妒说法中,正确的有(　　)。

A. 嫉妒是普遍性的社交情绪

B. 嫉妒是没有对象的

C. 嫉妒者可能会使用极端手段伤害被嫉妒对象

D. 嫉妒情绪是持久的,不容易摆脱

7. 下列关于态度说法中,正确的有(　　)。

A. 态度无法直接测量,需要使用间接法

B. 社会交换论认为决定个体转变态度的关键是诱因的强度

C. 海德的 P－O－X 模型中，P－X 的关系最重要

D. 态度具有稳定性的特点

8. 属于非正式沟通的是（　　）。

A. 流言式　　B. 集束式

C. 圆周式　　D. 全通道式

9. 下列关于从众说法中，正确的是（　　）。

A. 从众是个体因社会压力被迫违背个人意愿的行为

B. 个体可能没有意识到群体的影响而跟随多数人行动

C. 个体的从众行为可能出于对偏离的恐惧

D. 个体的自我评价会影响其从众行为

10. 下列关于爱情说法中，正确的有（　　）。

A. 爱情发展大致经历取样与评估、互惠、承诺、制度化四个阶段

B. 奉献是爱情的基本倾向，是衡量个体对异性爱情程度的指标

C. 幼儿也可能会存在爱情

D. 爱情是喜欢的特殊形式

答案详解

一、单项选择题

1. D。【解析】社会心理学是现代心理学的基础性分支学科。F. H. 奥尔波特的观点是社会心理学主要研究个体的社会行为和社会意识。社会学和心理学是社会心理学的学科母体。

2. B。【解析】根据美国学者霍兰德的研究将社会心理学的发展划分为哲学思辨阶段（启蒙期）、经验描述阶段（形成期）与实证分析阶段（确立期）。

3. D。【解析】性别角色指社会对男女在态度、角色和行为方式方面的期待。

4. C。【解析】角色间冲突是指同一主体内，两个或两个以上角色之间的矛盾所导致的冲突。角色内冲突是指由于人们对同一角色的不同的期待所引起的冲突。

5. B。【解析】加法模式、平均模式、加权平均模式、中心品质模式是印象形成的过程中人们的信息整合模式。B 项为干扰项。

6. B。【解析】控制点是二十世纪五六十年代美国心理学家罗特提出的个体归因倾向理论。将个体分为内控者和外控者，内控者相信自己能发挥作用，而外控者面对失败与困难往往推卸责任于外部原因，不去寻找解决问题的办法。

7. A。【解析】影响亲合的因素有：（1）情景因素。压力越大，亲合动机越强。（2）情绪因素。恐惧情绪强烈，亲合倾

向越明显。(3)出生因素。亲合倾向按出生顺序递减。

8. B。【解析】侵犯是习得的,这是社会学习论的观点。挫折—侵犯学说认为侵犯是挫折的后果,侵犯强度与目标受阻强度呈正比。

9. C。【解析】态度的维度有方向、强度、深度、向中度、外显度。强度指态度倾向于某一特定方向的程度。深度指个体对特定态度对象的卷入水平。向中度指某种态度在个体态度体系及相关价值体系中,接近核心价值的程度。外显度指个体态度在其行为方向与行为方式上的外露程度。

10. D。【解析】美国学者凯尔曼将态度形成分为依从、认同和内化三个阶段。

11. B。【解析】影响人际吸引的因素有熟悉与邻近、外貌、才能、相似与互补、人格品质。人格品质是影响喜欢的最稳定因素之一,也是个体吸引力最重要的来源之一。

12. D。【解析】交往频率过低与过高都不会使彼此喜欢的程度提高,中等的频率交往,人们彼此喜欢程度较高。交往频率与喜欢程度的关系呈倒U型曲线。

13. C。【解析】从众是在群体压力下,个体在认知、判断、信念与行为等方面自愿地与群体中的多数人保持一致的现象。从众行为有时虽然不符合个体的本意,但是却是个体的自愿行为。

14. D。【解析】模仿是个体的自愿行为,可分为有意模仿和无意模仿,无意模仿是意识相对比较低的模仿。

15. C。【解析】婚姻的动机有经济、繁衍、爱情三种。

二、多项选择题

1. BC。【解析】勒温关于社会行为的公式 $B=f(P,E)$,B 指行为,P 指个体,E 指个体所处的情境,f 指函数关系。

2. AB。【解析】詹姆士的自尊公式是:自尊=成功/抱负。自尊取决于成功和成功对个体的意义。

3. AC。【解析】社会化的基本条件是人类有较长的生活依附期和较好的遗传素质。

4. ACD。【解析】个体归因时往往遵循不变性原则、折扣原则、协变原则。

5. ABCD。【解析】侵犯行为的影响因素有情绪唤起水平、道德发展水平、自我控制能力、社会角色与群体、大众传媒的影响。

6. ACD。【解析】嫉妒是与他人比较,发现自己在才能、名誉、地位或境遇等方面不如别人,而产生的一种由羞愧、愤怒、怨恨等组成的复杂的情绪状态,具有针对性、持续性、对抗性、普遍性。嫉妒的对象是明确具体的。

7. ABD。【解析】态度是个体内在的心理倾向,所以无法直接测量,一般使用间接的方法。社会交换论认为诱因的强度是决定个体采取何种态度以及转变态度的关键。海德的 P-O-X 模型中,P-O 的关系最重要。态度形成不会轻易改变,具有稳定性。

8. AB。【解析】正式沟通网络有链式、轮式、圆周式、全通道式和 Y 式五种类形式。非正式沟通网络有流言式、集束式和偶然式三种典型形式。

9. BCD。【解析】从众虽然可能与个体的本意相违背，但是却是个体的自愿行为。在个体没有意识到的情况下也会发生从众行为。从众行为的原因有寻求行为参照、对偏离的恐惧、群体凝聚力。个体的自我评价高，从众行为越少。

10. AB。【解析】爱情的发展需要经历四个阶段，分别是取样与评估、互惠、承诺、制度化。奉献可以作为衡量爱情程度的指标。爱情是身心发展成熟的个体才有的情感体验，幼儿的身心发展还不成熟，不存在爱情。爱情和喜欢是不同的情感，不存在从属关系。

第三章　发展心理学知识

考纲图析

- 发展心理学知识
  - 概述
    - 发展心理学的研究对象及内容
    - 发展心理学的研究方法
    - 心理发展的动因
    - 心理发展过程
    - 心理发展的内动力和外动力的关系
    - 儿童早期心理发展的关键期
    - 发展心理学简史
  - 婴儿期的心理发展
    - 婴儿期
    - 新生儿的发展
    - 婴儿期生理和动作的发展
    - 婴儿期的学习
    - 婴儿期的认知发展
    - 婴儿期的言语发展
    - 婴儿期的个性和社会性发展
  - 幼儿期的心理发展
    - 幼儿期的游戏
    - 幼儿期的认知发展
    - 幼儿期的言语发展
    - 幼儿期的个性和社会性发展
  - 童年期的心理发展
    - 童年期的年龄范围
    - 童年期的学习特点
    - 童年期的认知发展
    - 童年期的个性和社会性发展
  - 青春发育期的心理发展
    - 青春期的概念
    - 少年期的生理发育加速
    - 少年期的认知发展
    - 少年期的个性和社会性发展
    - 少年期面临的心理社会问题
  - 青年期的心理发展
    - 青年期的一般特征
    - 青年期的思维发展
    - 青年期的个性和社会性发展
  - 中年期的心理发展变化
    - 中年期的更年期
    - 对中年期心理发展的理解和认识
    - 中年期的认知发展
    - 中年期的个性和社会性发展
  - 老年期的心理发展变化
    - 老化及其原因
    - 两种不同的老年心理变化观
    - 老年期的认知变化
    - 老年期的人格特征
    - 老年生活的心理适应

知识解读

第一节　概　述

一、发展心理学的研究对象及内容(识记)

1. 发展心理学的定义

发展心理学是一门基础理论学科,是研究心理发展规律的科学。

2. 心理发展的概念

要　点	内　容
含义	(1)广义的心理发展涉及三个方面:心理的种系发展、心理的种族发展、个体心理发展。 ①心理的种系发展。动物种系演进过程中的心理发展就是心理的种系发展。动物心理开始的标志是明确而稳定的条件反射的出现。 ②心理的种族发展。人类心理的历史发展就是心理的种族发展。 ③个体的心理发展。人类个体从出生到衰亡的整个过程中的心理发展就是个体的心理发展。 (2)狭义的心理发展仅指个体心理发展
性质	(1)活动性。个体的心理发展是主体和客体通过活动相互作用的结果。 (2)规律性。心理发展的规律性表现在以下三个方面: ①心理发展具有方向性和顺序性。 ②心理发展的特殊性和普遍性的统一。 ③随年龄的增长,心理发展出现了不平衡性。 (3)整体性。个体心理是各种心理现象和过程有机联系的整体。理解心理发展的整体性需要把握以下两个要点: ①整体的心理活动不等同于各种心理现象特征相加的集合,它具有其独特的质的规定性。 ②心理的发展是在各种心理过程紧密联系、相互制约及相互作用的互动关系中进行的。 (4)社会性

典题精练

【例1·多选题】心理发展的内涵包括(　　)。

A. 心理的种系发展　　B. 群体的心理发展

C. 个体的心理发展　　D. 心理的种族发展

ACD。【解析】广义的心理发展涉及三个方面,即心理的种系发展、心理的种族发展、个体的心理发展。狭义的心理发展仅指人的个体心理发展。

3. 发展心理学的研究内容

发展心理学主要研究心理发展中各年龄阶段的特征和心理发展的基本理论两大问题。

- 发展心理学的研究内容
  - 心理发展中各年龄阶段的特征
    - 年龄特征
      - 心理发展在时间(年龄)中进行、以时间为维度
      - 心理发展是与年龄大致对应的,而非绝对同步
      - 年龄和心理发展不是因果关系
    - 年龄阶段的根源——其内在机制是起主导作用的认知过程的更替
  - 心理发展的基本理论
    - 遗传和环境在心理发展中的作用问题——本质问题
    - 心理发展的连续性与阶段性的关系问题
    - 心理发展的内动力与外动力的关系问题
    - “关键期”问题

二、发展心理学的研究方法(识记)

1. 发展心理学研究的功能

发展心理学研究具有四种功能,即描述、解释、预测、控制,这四种功能存在递进关系。以正确的描述为基础,通过正确的解释及预测研究对象心理的发展变化,才能进行符合预期目的的有效控制。

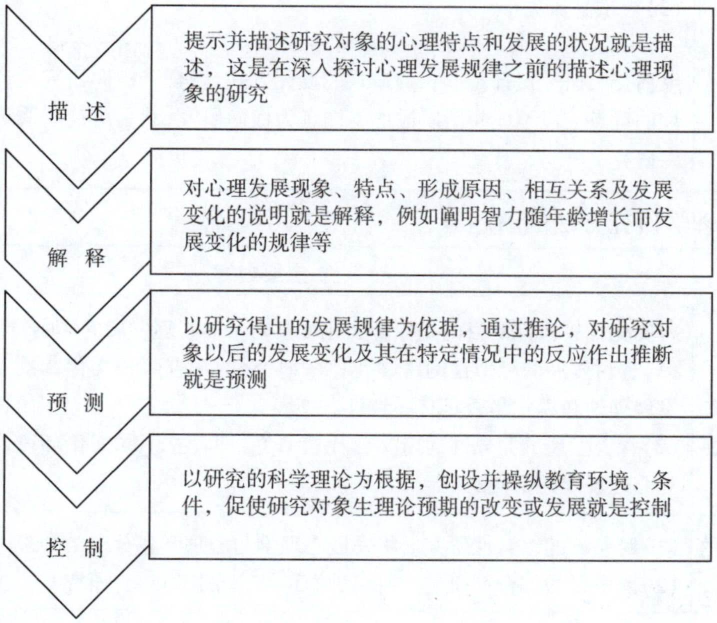

2. 发展心理学研究的特殊性

(1)发展心理学研究的核心特点是发展性,即心理发展的过程性和动态性。

(2)发展心理学研究的显著特征是研究对象的年龄跨度大。

3. 发展心理学研究的设计方式

要　点	内　容
横向研究设计（也称横向比较研究）	在某一特定的时间，对不同年龄组的被试者同时进行比较研究的设计方式就是横向研究设计。 优点： (1)适用性。 (2)时效性。 缺点： (1)人为的联结性。 (2)群组效应
纵向研究设计（也称纵向跟踪研究）	长期反复观测同一研究对象在不同的阶段或者年龄的设计方式就是纵向研究设计。 优点： (1)可以揭示从量变到质变的规律。 (2)可以系统地了解心理发展的连续过程。 缺点： (1)可能因多次重复测试出现练习效应和疲劳效应。 (2)时效性较差，耗费时间、人力、物力。 (3)被试易流失
纵横交叉研究设计	纵横交叉研究设计是取长补短式的设计方式，融合了横向研究设计和纵向研究设计的优点。以不同年龄阶段的受测者为横向研究，然后对这些受测者进行纵向跟踪研究

4. 发展心理学研究方法的新趋势

趋　势	主要内容
跨文化比较研究	跨文化比较研究的目的是探查文化因素对个体心理发展的影响，具体包括： (1)探讨发展的相似性的跨文化比较研究，即考查两种文化背景下所揭示的心理发展理论和模式是否具有一致性。 (2)探查发展的差异性的跨文化比较研究，即考查不同文化环境及特殊文化背景对心理发展的不同影响
跨领域、跨学科的综合性研究	(1)跨领域的综合性研究。将发展心理学与心理学各分支结合来进行研究。 (2)跨学科的综合性研究。将多种学科结合来进行综合研究
研究方法的整合	在同一研究中采用不同种类的研究方法，以达到各个方法间的相互补充，并对不同的方法所得的结果进行比较及验证就是研究方法的整合
重视训练研究和教育实验	将发展心理学研究的基本规律、原理应用在教育实践上，用来促进个体心理的积极发展进程

三、心理发展的动因(掌握)

要　点	代表人物	内　容
遗传因素 (遗传决定论)	高尔顿	遗传决定论的主要观点包括: (1)遗传因素决定了心理发展。 (2)心理发展过程是遗传因素的自然显现。 (3)环境(包括教育)起到促进或延缓遗传因素的自我显现的作用
环境因素 (环境决定论)	华生	环境决定论的主要观点包括: (1)环境因素决定了心理发展。 (2)否认遗传因素对心理发展的作用。 (3)片面地强调及机械地看待环境因素对心理发展的作用
遗传和环境 (二因素论)	—	二因素论的主要观点包括: (1)遗传和环境共同决定了心理发展。 (2)将遗传和环境作为儿童心理发展的同等成分。 (3)企图揭示遗传和环境单独发挥作用的程度
社会学习 (社会学习理论)	班都拉	社会学习的主要观点包括: (1)观察学习。儿童通过观察和模仿而获得社会行为。 (2)替代性强化。学习者看到他人因某些行为导致失败或受惩罚,就会弱化自己的相似行为。学习者看到他人成功、被赞扬的行为,就会增强类似的行为
社会文化因素 (文化—历史理论)	维果茨基	文化—历史理论的主要观点是社会文化历史因素决定了人的高级心理机能的发展。 社会文化的制约因素包括: (1)高级心理机能的制约因素。心理机能可分为低级心理机能和高级心理机能,前者是动物和人类所共有的,其发展由生物成熟因素所制约;后者是人类所特有的,其发展由文化历史因素所制约。 随意化、概括—抽象化、整体化、个性化是心理机能从低级到高级发展的四个标志。 (2)儿童心理发展的源泉是文化历史因素。其具体体现在: ①以语言为中介使心理活动发生质变。 ②智力发展的源泉是社会文化活动。 (3)教育和教学促进心理发展。其具体体现在: ①教学应走在发展的前面。 ②最近发展区。儿童独立解决问题的实际水平,与在成人指导下或与有能力的同伴合作中解决问题的发展水平之间的差距就是最近发展区。 ③学习和指导的最佳期限。学习的最佳期限的前提是个体的发育成熟,条件是一定的心理技能发展

（续表）

要　点	代表人物	内　容
主体和客体相互作用	皮亚杰	(1)儿童心理发展是主体和客体相互作用的结果。其主要观点包括： ①主客体之间相互联系、相互制约，即二者相互依存，缺一不可。 ②主客体是相互转化的互动关系。 ③个体主观能动性可以调节主客体的相互作用。 (2)认知发展本质的适应理论和主动建构学说。适应是智力的本质。皮亚杰的适应理论和建构学说涉及以下四个概念： ①图式。它是指认知结构，具有对客体信息进行整理、归类、改造、创造的功能，以使主体有效地适应环境。 ②同化。主体将环境中的信息纳入并整合到已有的认知结构的过程就是同化。 ③顺应。若主体的图式不能适应客体的要求，则要改变原有图式，或创造出新的图式，以适应环境需要的过程就是顺应。 ④平衡。主体发展的心理动力及主体的主动发展趋向就是平衡。 (3)心理起源于动作，动作是心理发展的源泉。 (4)影响儿童心理发展的基本因素包括： ①成熟。成熟给儿童的心理发展提供了可能性和必要条件。 ②经验。经验分为物理经验、数理逻辑经验两种。 ③社会环境。儿童获得社会经验的重要前提是其自身的主动性。 ④平衡化。平衡化的功能是成熟、经验和社会环境三个因素的协调作用；平衡化的实质是认知结构的自我调节

典题精练

【例2·单选题】皮亚杰认为心理起源于(　　)。

A. 成熟　　　　B. 动作

C. 模仿　　　　D. 经验

B。【解析】皮亚杰认为，心理发展起源于动作，即动作是认识的源泉，是主客体相互作用的中介。最早的动作是与生俱来的无条件反射。

【例3·单选题】下列概念中，属于“社会学习理论”的是(　　)。

A. 平衡　　　　B. 替代性强化

C. 顺应　　　　D. 最近发展区

B。【解析】A、C项属于心理发展是主体和客体相互作用的结果中的概念；D项属于文化—历史理论中的概念。

四、心理发展过程(重点掌握)

1. 心理发展过程概述

要　点	内　容
心理发展的连续论	心理发展的进程是连续的,没有阶段之分。该观点具有片面性
心理发展的阶段论	心理发展的进程是分阶段的,且每个阶段都有其独特的质的规定性。该观点具有片面性
心理发展的连续性和阶段性的统一	心理发展的进程是连续性和阶段性的统一,具体体现在: (1)心理发展中的量变、质变关系与心理发展的连续性和阶段性的统一。 (2)心理发展的不均衡性与心理发展的连续性和阶段性的统一
心理发展的年龄阶段	心理发展年龄阶段划分的标准有以认知结构发展特点为标准划分、以人格特征为标准划分等

2. 皮亚杰以认知结构发展特点为标准划分心理发展年龄阶段

发展阶段	时　期	特　点
感知运动阶段	0～2岁	感知运动图式是这个阶段的儿童的主要认知结构
前运算阶段	2岁至六七岁	(1)泛灵论。 (2)自我中心主义。 (3)思维的不可逆性。 (4)缺乏守恒。这是前运算阶段儿童的重要特征。 (5)不能理顺整体和部分的关系
具体运算阶段	六七岁至十一二岁	(1)守恒性。 (2)脱自我中心性。 (3)可逆性
形式运算阶段	十一二岁及以后	(1)思维形式摆脱思维内容。 (2)进行假设—演绎推理

典题精练

【例4·单选题】皮亚杰认为,具体运算阶段儿童的认知特点不包括(　　)。

A. 泛灵论　　B. 脱自我中心性

C. 守恒性　　D. 可逆性

A。【解析】皮亚杰认为,具体运算阶段儿童的认知特点具有守恒性、脱自我中心性和可逆性。

3. 艾里克森以人格特征为标准划分年龄阶段

(1)艾里克森的心理社会发展阶段。艾里克森主张人的一生可分为既连续又各不相同的八个阶段，这八个阶段是指婴儿前期、婴儿后期、幼儿期、童年期、青少年期、成年早期、成年中期、成年后期。

人格发展阶段	主要发展任务	良好的人格特征
婴儿前期	获得信任感，克服怀疑感	希望品质
婴儿后期	获得自主感，克服羞耻感	意志品质
幼儿期	获得主动感，克服内疚感	目标品质
童年期	获得勤奋感，克服自卑感	能力品质
青少年期	形成角色的同一性，防止角色混乱	诚实品质
成年早期	获得亲密感，避免孤独感	爱的品格
成年中期	获得繁衍感，避免停滞感	关心品质
成年后期	获得完善感，避免失望或厌恶感	智慧、贤明品质

(2)艾里克森划分年龄阶段的特点：

①从出生到衰亡整个人生历程来划分心理发展阶段。

②二维的发展阶段说，既包括纵向发展阶段，又包括横向维度的人格发展。

③动态过程。

④个体的发展是连续的、渐进的，先前阶段的发展会对之后的阶段起到一定的影响作用。

典题精练

【例5·多选题】根据艾里克森的理论，童年期的主要发展任务包括(　　)。

A. 获得勤奋感　　B. 获得自主感

C. 克服自卑感　　D. 克服内疚感

AC。【解析】根据艾里克森的理论，婴儿后期的主要任务是获得自主感，克服羞耻感；幼儿期的主要任务是获得主动感，克服内疚感；童年期的主要任务是获得勤奋感、克服自卑感。

五、心理发展的内动力和外动力的关系(掌握)

人自身具有的自生成、自发展的心理动力就是心理发展的内动力。人自身的内在动因是自生长、自组织、自建构的心理动力。

家庭和社会文化环境对儿童的影响和教育作用就是心理发展的外动力。外在环境和教育需要通过内在动力而发挥作用。

制约并促进儿童心理发展的真正动因是内动力和外动力相互作用并形成具有新质的发展动力。

六、儿童早期心理发展的关键期(识记)

关键期这一概念最早出现在动物心理实验中。

儿童心理发展的关键期是指儿童在某个时期最容易习得某种知识、技能，或形成某种心理特征,而过了这个时期有关方面的发展会出现难以弥补的障碍。

儿童早期发展对个体毕生的发展的起到关键作用,会对个体造成长期且深远的影响。其主要观点包括:

(1)儿童早期的身体、心理、社会性、情绪等都经历了特有的发展里程,是独特的发展时期。

(2)儿童早期经历了迅速且显著的发展变化。

(3)个体早期发展的优劣,对整个人生的心理发展的质量具有重要影响。

(4)个体发展的早期比较敏感,特别是对环境改善、负面影响(如营养不良、情感剥夺),早期不良教育的后果可能持续终身。

七、发展心理学简史(识记)

要点	内容
儿童心理学的诞生与演变	(1)儿童心理学诞生的思想基础——以儿童为本的观念: ①文艺复兴以后,提出了解、尊重儿童的基本观念。 ②"心理化的教育"。 (2)儿童心理学诞生的研究基础——达尔文的《一个婴儿的传略》。 (3)科学儿童心理学的诞生——19 世纪后半期。代表人物:普莱尔。其著作《儿童心理》被公认为是一部科学的儿童心理学著作,被视为科学儿童心理诞生的一个标志。 (4)儿童心理学的发展——19 世纪末至 20 世纪初。该时期开创了新的研究途径,涌现出一批先驱人物,出现了重要的理论派别及学派的革新
从儿童心理学过渡到发展心理学的演变	1957 年美国的《心理学年鉴》用"发展心理学"代替"儿童心理学"作为章节名称,确立了发展心理学在心理学中的地位。此后,关于心理发展的书籍越来越多,研究内容的涉及面更广

第二节 婴儿期的心理发展

一、婴儿期(识记)

个体从出生到 3 岁的这一时期被称为婴儿期。

婴儿期是人生发展的第一个十分重要的里程,在这一时期,儿童的生理发育和心理发育发展最为迅速。

二、新生儿的发展(掌握)

要点	内容
概念	自出生至 1 个月的婴儿被称为新生儿。在这一时期,婴儿开始作为独立的个体,通过发挥生理机能,建立正常的生活节律来维持生命机能

（续表）

要　点	内　容
反射行为	(1)无条件反射，是新生儿先天的反射行为，可分为： ①具有生存意义的无条件反射。如食物反射、定向反射、防御反射等，适用于个体的整个人生。 ②无生物学意义的无条件反射。如抓握反射、围抱反射、游泳反射、行走反射和巴宾斯基反射等，在出生后的4~6个月内自行消退。 (2)无条件反射的作用：适应环境、保护自身生存、发展早期的社会关系。 (3)无条件反射的是智力发展最原始的基础
生活行为模式	(1)遵循睡眠—觉醒时的活动—啼哭的生活行为模式，且具有周期性。 (2)睡眠是新生儿最重要的生活行为。 (3)新生儿在觉醒时可进行记忆、观察、学习等行为。 (4)新生儿的啼哭是生理需求引起的，同时也具有社会交往需求的性质，可传递需求信息
心理发生的指标	(1)感觉的产生。 (2)无条件反射。 (3)出现明确而稳定的条件反射

三、婴儿期生理和动作的发展(重点掌握)

要　点	内　容
婴儿大脑具有可塑性	(1)婴儿的大脑与后天环境的作用有关。 (2)后天经验影响并制约着婴儿大脑的大小和功能发展。 (3)早期营养不良会对婴儿大脑的生长产生严重影响
婴儿大脑具有可修复性	(1)婴儿可自行修复大脑中的受损部分。 (2)婴儿早期大脑具有一定的补偿能力
婴儿的动作发展对其心理发展的意义	(1)婴儿心理发展的源泉是动作，婴儿通过动作完成对世界最初的认识。 (2)婴儿心理发展水平以动作的形式表现出来，动作是婴儿心理发展水平的指标。 (3)婴儿随着动作的发展探究环境能力的不断增长，使其获得更多的探究环境的新手段和主动权。 (4)动作的发展对婴儿认知及社会交往能力起到促进作用
婴儿的主要动作发展	(1)独立行走、手的抓握技能是婴儿的主要动作。 (2)五指分化、手眼协调是手的抓握技能发展的关键。 (3)婴儿动作发展原则： ①头尾原则，由上到下发展。 ②近远原则，由内向外发展。 ③大小原则，由大动作向精细动作发展。 (4)婴儿动作技能受成熟程度、环境提供的动作活动机会、刺激物的支持、成人激发婴儿掌握操作事物的技能和探究环境的愿望、母亲的抚养方式等因素的影响

四、婴儿期的学习(掌握)

要点	内容
模仿学习	模仿是婴儿先天具有的学习能力,具有普遍性。如模仿他人的表情
条件反射学习	婴儿最基本的学习方式是条件反射,建立在出生后数天。 母亲哺乳是最早的条件反射过程,新生儿将母亲喂奶姿势视为乳汁即将到口的信号
偏好新颖刺激学习	偏爱新奇事物的学习能力是婴儿先天具有的,是"习惯化和去习惯化"的研究新方法所提示出来的

五、婴儿期的认知发展(重点掌握)

1. 婴儿感知觉的发展

在整个人生阶段中,婴儿期的各种认知能力发展最为迅速。

婴儿认知的开端是感知觉。感知觉是个体认知发展过程中最早发生、最早成熟的心理过程,这一过程是婴儿主动的、有选择的心理过程。

要点		内容
感觉的发展	视觉技能	婴儿通过视觉可以觉察和辨认环境中的物体所展现的信息。 视觉技能包括:视觉追踪运动、视觉集中、颜色视觉、对光的察觉、视觉敏锐度
	听觉技能	婴儿通过听觉从外部环境获取信息,实现对环境的认知和适应。 婴儿的听觉发展有语音感知、音乐感知、听觉辨别能力、视听协调能力等
知觉的发展	跨感觉通道的知觉	婴儿从不同感觉通道获得的信息整合起来的知觉的能力就是跨感觉通道的知觉。 跨感觉通道的知觉是多种感觉形式协同活动而产生的知觉。手眼协调、视听协调是它最明显的表现形式
	模式知觉	模式知觉是婴儿先天具有的能力,是指婴儿在知觉一个图形时,不仅知觉到它的各个组成部分,而且能将这些部分知觉为一个有机的整体
	深度知觉	吉布森的"视觉悬崖装置"实验表明婴儿在六个多月时就具有深度知觉。 后来研究发现两个月的婴儿也能分辨出不同的深度

2. 婴儿注意与记忆的发展

要点	内容
注意	(1)先天的定向反射(将头转向声源)是婴儿注意的早期表现。 (2)婴儿注意的发展趋势: ①从不随意注意向随意注意发展。 ②从受客体刺激物的外部特征制约向受主体内在心理活动控制发展。 (3)注意的发展趋势主要表现在注意内容的选择性: ①受知识经验的支配。更容易注意到新异刺激。 ②受言语的调节和支配。 ③受刺激物外部特征的制约

（续表）

要　点	内　容
记忆	胎儿末期是人类个体记忆发生的时间。婴儿记忆按记忆内容分为情绪记忆、动作记忆、表象记忆、词语记忆。 婴儿的记忆在12个月之前以情绪记忆和动作记忆为主。在12个月之后以表象记忆和词语记忆为主

典题精练

【例6·多选题】一岁以前，婴儿的记忆主要包括（　　）。

A. 表象记忆　　B. 情绪记忆

C. 词语记忆　　D. 动作记忆

BD。【解析】婴儿记忆可分为情绪记忆、动作记忆、表象记忆和词语记忆。一岁以前，婴儿的记忆主要是情绪记忆和动作记忆；一岁以后，婴儿的记忆主要是表象记忆和词语记忆。

3. 婴儿的加工整合信息能力和问题解决能力的发展

（1）加工整合信息能力的发展。婴儿在9～12个月时可进行物品分类，这说明婴儿具有加工整合信息的能力。

（2）问题解决能力的发展。婴儿在8～11个月时，其问题解决过程经历了无效尝试、有效尝试、无须尝试而直接成功三个阶段。

六、婴儿的言语发展（重点掌握）

要　点	内　容
发音	（1）婴儿发音的阶段性： ①简单发音阶段——以发出基本韵母为主，很少有声母，是单音节发音阶段。 ②连续音节阶段——可以连续重复地发音，是多音节发音阶段，也是发音的活跃期。 ③学话萌芽阶段——可以连续发出不同的音节，有声调的起伏变化，是咿呀学语阶段，是言语发展的一个重要的准备阶段。 （2）婴儿发音的特点： ①婴儿说出第一批词汇时，开始真正掌握母语的各种发音。 ②婴儿最初的发音与民族、国别无关，具有普遍的规律性。 ③婴儿基本上完成对母语全部发音的掌握是在3岁左右的
词汇	（1）词汇量的发展： ①婴儿的第一批词汇约50～60个，在1～1.5岁时获得。 ②3岁时，词汇量达到1000个左右。 （2）掌握词汇的特点： ①婴儿最先从熟悉的事物名称开始学习词汇，如人、食物、动物、玩具、交通工具等。 ②婴儿对词义的理解往往和成人不同，存在词义扩大、词义缩小等情况

（续表）

要　点	内　容
句子	婴儿语句的发展： (1)从单词句到多词句。在一岁半左右，可以把单个词组合成双词句、多词句。 (2)从简单句到复合句。在两岁左右，可以说出复合句
和成人之间的言语交往	(1)婴儿和成人之间的前言语交往，开始于第一个词汇出现前，主要利用手势交流。 手势的作用包括： ①把“听话人”的注意引向特定的物体和事件。 ②要什么东西。 (2)婴儿和成人的言语交往，婴儿可以表达出愿望和要求的内容以及他所知道的东西。 (3)成人和婴儿的言语交往，主要表现在言语的表达策略和技能。与婴儿进行言语交往时，成人需注意的规则和语用技能包括： ①与婴儿言语交流的内容要贴近婴儿已有的知识及经验，一般限于眼前的事物。 ②适应婴儿言语发展水平的交流技能。采取诱导注意的方法，引起婴儿的注意及兴趣。 ③适合与婴儿说话的语用技巧。其要求主要有：句子要简短，且基本上合乎句法；通过增加停顿减慢语速；话语多重复等。 ④采用互动方式与促进发展的策略
语法的获得	(1)婴儿掌握母语基本语法的关键期是1.5～2.5岁，母语的语法规则系统地掌握是在满3岁时。换句话说，在出生后的前三年儿童就基本掌握了人类复杂的语言。许多理论家对此做出了不同的解释： ①先天成熟理论——强调对儿童的言语获得起决定作用的是先天因素。 ②后天学习理论——强调对儿童的言语获得起决定作用的是后天环境。 ③环境和主体相互作用的理论——认为儿童的言语获得是主体的后天环境与先天能力因素相互作用的结果。 (2)影响儿童言语获得的因素包括： ①人类语言发展的生物性前提是人脑的结构和机能。 ②句法发展的基础是认知发展。 ③句法习得的重要条件是婴儿对成人语言的学习和选择性模仿。 ④句法获得的必要条件是儿童和其他人的言语交往。 ⑤人类儿童所特有的言语学习的能动性是儿童自身通过主动学习，创造性地探索语法规则，经过假设、检验和修正假设过程，最终习得正确语法

典题精练

【例7·多选题】关于成人与婴儿的言语交往,正确的说法包括( )。

A.句子要简单 B.诱导注意

C.话语多重复 D.语速要慢

ABCD。【解析】由于婴儿尚处于言语理解阶段,成人必须采取诱导注意的方法来引起婴儿的注意和兴趣。在与其交流时,句子要简短,多重复,放慢语速。

七、婴儿期的个性和社会性发展(掌握)

1.婴儿的气质

(1)婴儿的气质类型。

划分依据	类 型	表现特征
按活动特性划分	冲动性	情绪反应比较强烈,极易冲动,不稳定而又多变,缺乏情绪与行为的自我控制
	情绪性	情绪反应突出,负面情绪反应占优势,大多表现为愤怒、悲伤、恐惧
	活动性	积极探索周围环境,乐于从事运动性游戏
	社交性	具有强烈的社会交往要求,积极主动地与周围的人接触和交流
按三种类型划分	容易抚养型	情绪反应适中;生活有规律、节奏明显;能主动探索环境、对新异刺激的反应积极;容易适应新环境、新经验;愉快情绪多
	抚养困难型	情绪反应强烈;生理节律、生活规律性差;对新环境的适应比较难;对新异刺激消极被动,缺乏主动探索周围环境的积极性;负性情绪多
	发展缓慢型	情绪经常不愉快;对新鲜事物反应消极,对新异刺激适应较慢;对环境变化的适应缓慢;心境不开朗

(2)婴儿气质的稳定性特征包括:

①婴儿气质的稳定性在出生后第一年连续增长。

②气质的稳定性属于中等程度。某些气质特征可能因环境因素发生变化,具有极端气质特征的人则很难受到环境影响。

(3)婴儿气质的可控性和可变性是指个体和环境的相互作用可以控制和改变婴儿的气质。婴儿气质与教养的关系如下:

①不同气质类型的婴儿对早期教育的适应性和要求不相同,这是婴儿气质影响早期教育的主要体现。

②环境教育的要求是否与婴儿的气质特征相适应、相符合是早期教育影响婴儿气质的先决条件。

2.婴儿基本情绪的发展

(1)兴趣的发展。初生婴儿的兴趣可以起到指导和组织婴儿的动作、感知和探究活动的作用，是一种先天的情绪。婴儿早期的兴趣可划分为先天反射性反应、相似性物体再认知觉、新异性事物探索三个阶段。

要　点	内　容
先天反射性反应(出生至百日前后)	婴儿早期的感知活动是婴儿以感知、动作的方式接触外界事物，并被外界事物吸引而继续保持着反应性活动。 这一阶段的基础是兴趣—反应模型
相似性物体再认知觉(半岁前后)	婴儿会对重复出现的外界刺激，产生相似性再认。 这一阶段的基础是兴趣—快乐相互作用
新异性事物探索(1岁前后)	婴儿偏好注意新异事物，并主动探寻，以动作与之互动，试图造成影响。 这一阶段的基础是兴趣—认知相互作用

(2)社会性微笑。社会性微笑的出现是人际交往的纽带，是与人交往、吸引成人照料的基本手段，是婴儿情绪社会化的开端。婴儿的微笑可分为自发性微笑、无选择的社会性微笑、有选择的社会性微笑三个阶段。

要　点	内　容
自发性微笑	婴儿先天具有笑的反应，属于生理反射性微笑
无选择的社会性微笑	婴儿可以将人和其他非社会性刺激区分开，人的面孔和声音均能引起婴儿的微笑，此时的微笑不加区分，是无选择的社会性微笑
有选择的社会性微笑	婴儿根据声音和面孔将熟悉的人和陌生人区分开，此时的微笑存在差异性，对熟悉的人微笑更多，是有选择的社会性微笑

典题精练

【例8·单选题】4个月以后的婴儿对熟悉的人比对不熟悉的人有更多的微笑，这属于(　　)。

A. 条件反射性的微笑　　B. 有选择的社会性微笑

C. 自发性微笑　　D. 无选择的社会性微笑

B。【解析】有选择的社会性微笑阶段的婴儿能够区分熟悉人和陌生人的声音和面孔。开始对不同的人具有不同的微笑反应，对熟悉者报以更多的微笑，因此称为有选择的社会性微笑。

(3)社会性哭泣。婴儿啼哭的原因有饥饿、身体不佳、瞌睡、心理不适、感到无聊五种。

要　点	内　容
自发性的哭	自发性的哭是先天具有的，属于生理反射性哭
应答性的哭	应答性的哭的刺激来源于不适宜的内外环境，可作为向抚养者传递信息的方式，具有社会交往性质

（续表）

要　点	内　容
主动操作性的哭	主动操作性的哭具有明显社会活动性质，是在生活经验中获得的，如看见打针的护士时的哭

（4）分离焦虑。婴儿在离开母亲，遭遇陌生人和陌生环境的情况下，产生的惊恐、躲避反应就是分离焦虑与陌生人焦虑。

阶　段	特　点
第一阶段	啼哭、悲伤，呼唤妈妈、拒绝陌生人，痛苦地求助、愤怒地抗议
第二阶段	无人理睬、无法摆脱陌生环境、无从改善困境的情况打击了婴儿渴求妈妈的急切愿望，在持续失望中，出现减少啼哭，情感冷漠的现象
第三阶段	婴儿开始寻求可亲近的陌生人，表现出似乎超脱分离焦虑困扰的状态，企图去适应新的环境

典题精练

【例9・单选题】婴儿在离开母亲，遭遇陌生人和陌生环境的情况下，会产生惊恐、躲避反应，这是(　　)。

A. 社交焦虑与分离焦虑　　B. 社会性焦虑与陌生人焦虑

C. 生理性焦虑与分离焦虑　　D. 分离焦虑与陌生人焦虑

D。【解析】分离焦虑与陌生人焦虑是指婴儿在离开母亲，遭遇陌生人和陌生环境的情况下，产生惊恐、躲避反应。

（5）情绪对婴儿生存和发展的意义有：

①情绪对母婴交流来说是天然的沟通信息，是婴儿早期适应环境的首要心理承担者。

②情绪的社会性参照功能，即情绪的信号作用和人际交往功能。

③情绪是激活婴儿行为和心理活动的驱动力。这里的驱动力可分为本能性的驱动力和心理社会性驱动力。

3. 婴儿的社会性依恋

（1）依恋发展阶段。鲍尔比等把婴儿依恋的发展过程分成了四个阶段。

要　点	内　容
第一阶段（无差别的社会反应阶段）	此时的婴儿无差别、不区分地积极反映，喜欢所有的人，他们把“人”视为对自己更有益的刺激物
第二阶段（有差别的社会反应阶段）	此时的婴儿表现出有选择地对人反应，对母亲和熟悉的人及陌生人有不同的反应

（续表）

要 点	内 容
第三阶段（特殊的情感联络阶段）	此时的婴儿对母亲产生特殊的情感依恋，把母亲作为安全的基地
第四阶段（互惠关系形成阶段）	此时的婴儿把母亲当作交往的伙伴，并相应调整自己的情绪和行为反应，能够接受母亲的暂时离开

（2）婴儿的依恋类型。安斯沃斯通过陌生情境研究法，把婴儿的依恋分成安全型依恋、回避型依恋、反抗型依恋三种类型。

要 点	内 容
安全型依恋	安全型依恋的婴儿视母亲为安全基地，当母亲在场时，婴儿存在安全感，能积极探索陌生的情境，对母亲的离开及陌生人的进来都没有强烈的不安全反应。 多数婴儿都属于安全型依恋，是积极依恋
回避型依恋	回避型依恋的婴儿与母亲之间未形成亲密的感情联结。 这类婴儿占少数，是不安全型依恋（即消极依恋）
反抗型依恋	反抗型依恋又称矛盾型依恋，对母亲的离开显得很警惕，缺乏安全感；母亲回来时又表现出既寻求和母亲的接触，但又表示反抗母亲的安抚。 这类婴儿占少数，是不安全型依恋（即消极依恋）

典题精练

【例 10 · 多选题】根据安斯沃斯的观点，婴儿的依恋包括（　　）。

A. 道德型依恋　　B. 安全型依恋

C. 回避型依恋　　D. 反抗型依恋

BCD。【解析】安斯沃斯将婴儿的依恋分为安全型依恋、回避型依恋和反抗型依恋三种类型。

（3）早期教养对依恋的影响有：

①早期社会性依恋影响个体的人格特征和个体内在工作模式的形成。

②母亲对婴儿的教养方式的好坏可通过反应性、情绪性和社会性刺激这三个标准衡量。

4. 婴儿自我的发展

（1）婴儿自我的发展过程。对于婴儿自我的发展过程，哈特提出了婴儿主体我和客体我的发展过程。

八个月之前，婴儿没有萌发自我意识，在一岁前后才会显现主体我的认知。此时婴儿能把自己与他人分开，把自己作为活动主体。

在两岁前后，客体我的自我认知显现，婴儿能运用人称代词称呼自己和他人，开始把自己作为客体来认知。

个体自我意识发展的第一次飞跃是客体我自我意识的出现。

(2)促进婴儿自我的健康发展。促进婴儿自我健康发展的重要条件是安全的亲子依恋关系。

典题精练

【例 11 · 单选题】个体自我意识发展的第一次飞跃出现在(　　)左右。

A. 半岁　　B. 一岁

C. 二岁　　D. 四岁

C。【解析】婴儿自我的发展分为婴儿主体我和客体我的发展过程,在两周岁前后,婴儿显示出客体我的自我认知。客体自我意识的出现是个体自我意识发展的第一次飞跃。

第三节　幼儿期的心理发展

3 岁至六七岁的儿童时期称为幼儿期,相当于幼儿园教育阶段。

一、幼儿期的游戏(掌握)

1. 游戏是幼儿期的主导活动

幼儿期儿童的主导活动是游戏,它对幼儿心理发展的内容和性质具有决定性意义。游戏对幼儿心理发展的意义有:

(1)游戏是幼儿教育的最佳途径。

(2)幼儿通过游戏活动可以完成各种学习。

(3)幼儿的认知和社会性发展受游戏主导。

典题精练

【例 12 · 单选题】幼儿期儿童的主导活动是(　　)。

A. 学习　　B. 吃、喝、睡眠

C. 观察、模仿　　D. 游戏

D。【解析】幼儿期年龄是 3 岁至六七岁,游戏是这个幼儿期的主导活动。幼儿的认知、学习、社会化多半都是通过游戏进行的。游戏促进了幼儿的心理发展,也是幼儿教育的重要手段。

2. 游戏的理解和解释

要　点	内　容
古典游戏理论	基于游戏与人类关系的角度,古典游戏理论解释了游戏的原因和目的,但几乎都被进化论所影响,对游戏的解释具有生物化倾向,比如精力过剩论、重演论

（续表）

要点	内容
现代游戏理论	(1)精神分析学派理论。从游戏与儿童的人格和情绪的发展出发,精神分析学派理论认为游戏能帮助儿童控制现实中的创伤性体验,实现现实中不能实现的愿望,从而促进其人格和情绪的健康发展。 (2)认知学派理论。从游戏与儿童个体认知发展的关系出发,认知学派理论强调游戏与儿童的认知发展水平相适应,可通过游戏练习并巩固已习得的各种能力,促进认知发展,创造着最近发展区

3. 游戏的发展阶段

要点	内容
机能游戏	机能游戏指重复简单的动作和活动,主要包括婴儿期的亲子游戏和模仿性游戏,是对基本生活的反应
象征性游戏	象征性游戏也称假装游戏,是在儿童的经验的基础上,利用想象建构虚假情境的创造性活动
规则性游戏	规则性游戏主要在童年期及以后。游戏规则外显、游戏的角色内隐是其突出特点。游戏的规则性由其竞争性决定

4. 幼儿期象征性游戏的特点

要点	内容
游戏中富有创造性	游戏环节过程中需要选择主题、创编情节、角色协调,创想和灵活运用现实物的替代符号以及协调人际矛盾等,儿童的创造想象能力时刻被激发着,从而不断提高其创造性地解决问题的能力
运用与现实物相仿的代替物	运用不相干的事物代替现实物或以现实中不存在的事物形象来表现实物,进行假装游戏是象征性游戏的重要特点
以主题游戏为主	主题游戏是幼儿的物质、文化和社会活动,其包含角色分工和情境活动,通过投入浓厚的兴趣和高涨的情绪,使游戏达到“儿童游戏的高峰”
通过想象建构虚假游戏情境	通过想象虚构脱离真实的假装情境,进行创造性活动,摆脱对现实物的支持,削弱对真实情况的依赖性
游戏的动机重在活动过程	游戏促进发展、游戏的学习功能体现在活动过程中。幼儿总是沉迷于游戏活动的过程,而不关心游戏的结果。成人对他们的教育也多在游戏活动过程中进行

5. 游戏的社会性发展

要点	内容
非社会性游戏	(1)独自游戏。 (2)旁观游戏

（续表）

要 点	内 容
平行游戏	幼儿具有参与其他幼儿游戏的意向，凑近别人游戏的场所，并进行雷同的游戏活动，但不存在相互交流，也不影响他人的行为就是平行游戏
社会性游戏	(1)协同游戏。协同游戏的特点是儿童各自做各自的游戏，在游戏的过程中他们有言语沟通、情节交流等互动关系，但是没有共同的目的及角色分工。 (2)合作游戏。具有共同的目的、明确分工及彼此协调合作是合作游戏的突出特征

6. 游戏对儿童心理发展的促进作用

游戏对儿童心理发展的促进作用体现在：

(1)是促进幼儿认知发展、社会性发展的重要渠道。

(2)是幼儿活动及情感愉悦的精神寄托。

(3)是幼儿实现自我价值的最佳载体。

(4)是幼儿之间社会交往的最好园地。

二、幼儿期的认知发展(重点掌握)

1. 幼儿记忆的发展

要 点	内 容
记忆发展的特点	(1)以无意识记为主，但有意识记发展较迅速。 (2)以形象记忆为主，词语记忆逐渐发展。 (3)机械记忆与意义记忆同时发展并相互作用
记忆策略	(1)儿童记忆策略的发展分为以下三个阶段： ①5岁以前，基本上没有记忆策略。 ②5岁至八九岁，经指导能够运用记忆策略。 ③10岁以后，能主动、自觉地运用记忆策略。 (2)幼儿后期能运用的主要记忆策略有： ①复述策略。以口头重复的方式记忆内容。 ②视觉"复述"策略。通过多次视觉刺激记忆内容。 ③特征定位策略。运用事物突出、典型的特点来记忆内容

2. 幼儿的思维发展

幼儿思维的特点包括：

(1)具体形象性思维。这是思维的主要特征。

(2)逻辑思维开始萌芽。

要 点	内 容
具体形象性思维	(1)具体形象性思维的特点有以下两点: ①可塑性。 ②动态性。 (2)幼儿认知发展的趋向性有以下几点: ①由近及远。 ②由表及里。 ③由片面到比较全面。 ④由浅入深。 (3)自我中心现象。皮亚杰在“三山实验”时发现幼儿多是依自己的视角位置来选择的。 (4)有一定的计划性和预见性
逻辑思维的初步发展	(1)幼儿所提问题类型的变化:提问类型由“是什么”转向“为什么”。 (2)幼儿概括能力的发展: ①实物概念的发展。 ②类概念的发展。幼儿的分类能力可分为不能分类、能够依据事物的感知特征进行归类、依据知识和经验对事物进行分类、概念分类四级水平。 (3)幼儿推理能力的初步发展: ①转导推理。转导推理是幼儿早期的推理形式,但不属于逻辑推理的范畴,只是前概念的推理。 ②简单推理。幼儿可在日常经验的范围内,对熟悉事物进行简单推理

典题精练

【例13·单选题】幼儿思维的主要特征是(　　)。

A. 具体形象性思维　　B. 直观动作性思维

C. 抽象逻辑性思维　　D. 形象逻辑性思维

A。【解析】幼儿的思维具有两大特点:(1)思维的主要特征是具体形象性思维。(2)逻辑思维开始萌芽。

3. 幼儿想象的发展

(1)无意想象常常出现,有意想象日渐丰富。想象的意向性和目的性的不同是无意想象和有意想象的区别。幼儿早期以无意想象为主,有意想象随着幼儿言语的发展而变得丰富起来。

(2)再造想象占主导地位,创造想象开始发展。再造想象和创造想象都属于有意想象。

(3)通过良好的训练和教育,幼儿的创造想象将会得到显著发展。创造想象在幼儿末期的表现显著,且具有新颖性、神奇性、超越性、未来指向性。

三、幼儿期的言语发展（重点掌握）

1. 言语发展对儿童发展的重要意义

(1)语言是儿童进行人际交流的工具。

(2)言语是儿童适应环境的重要工具。

(3)言语发展是幼儿期心理发展的助推器。幼儿期是词汇量增长最迅速的时期，是儿童言语不断丰富的时期，是从外部言语向内部言语转化的过渡阶段，是掌握口头言语发展的关键期。

(4)言语在儿童超越具体环境，进入新的境界过程中，发挥着不可取代的作用。通过自我提示、自我启发和激起想象，言语可以促使儿童进入超越现实的创造境界。

典题精练

【例 14 · 单选题】掌握口头言语发展的关键时期是(　　)。

A. 幼儿期　　B. 童年期

C. 婴儿早期　　D. 婴儿晚期

A。【解析】幼儿期是儿童言语不断丰富的时期，是词汇量增长最迅速的时期，是从外部言语向内部言语转化的过渡阶段，又是掌握口头言语发展的关键时期。

2. 幼儿词汇的发展

促进幼儿词汇发展的重要时期是幼儿期，在此期间，幼儿词汇量快速增长且不断丰富，主要表现为词类范围的扩大、词汇量的增加和词义的深化。

要　点	内　容
词类范围的扩大	幼儿期的儿童可以掌握各种最基本的词类。在对不同词类的掌握理解上，幼儿一般先掌握实词，再掌握虚词。意义明确、具体的词称为实词；而不具有具体、明确的意义，且不能单独使用的词称为虚词。在所有实词中，名词是幼儿最先掌握的词，其次是动词，再次是形容词
词汇量的增加	个体一生中词汇量增加最快的时期是幼儿期。研究表明，3 岁儿童大约掌握 1000 个词汇，6 岁儿童大约掌握 3000 个词汇，7 岁儿童大约掌握 4000 个词汇。其中词汇量发展最快的是 3 ~ 4 岁儿童，平均每天增加数个词
词义的深化	儿童对词义的掌握是一个由泛化到分化的过程，并以分化为基础向概括化、精确化不断提高。 (1)幼儿掌握词汇的特点有： ①词义笼统含糊。 ②词义所指非常具体。 ③在幼儿末期逐渐增加对词汇概括性的掌握。 (2)消极词汇和积极词汇的消长。幼儿所掌握的词汇主要可以分为以下两类： ①积极词汇，又称主动词汇，是不但能理解还可以正确使用的词汇。 ②消极词汇，是儿童仅能说出，但理解不正确的词汇，或不能正确使用，却能够理解的词汇。

（续表）

要　点	内　容
词义的深化	(3)判断幼儿真正理解和正确使用词汇的指标有： ①理解词的指标。 ②使用词的指标。判断幼儿能正确使用词的指标有： a. 所使用的词不是自造词而是人们通常使用的词。 b. 自发地使用词，而不只是模仿。 c. 能时常运用某个词，而不是偶然出现。 d. 所使用的词不只是对应物体本身，而应具有某种程度的概括意义

典题精练

【例 15·单选题】三岁幼儿掌握的词汇量一般在（　　）个左右。

A. 1500　　B. 6000

C. 3000　　D. 1000

D。【解析】国内外关于词汇量发展研究表明，大体上说，3 岁儿童的词汇量为 1000 个左右；随年龄的增长而发展，6 岁儿童的词汇量为 3000 个左右，7 岁儿童的词汇可多达 4000 个。其中 3～4 岁儿童的词汇量发展最快，幼儿期平均每天增加数个词。

3. 句子的发展

句子的发展主要指的是句法的发展，句法规则的习得是发展的重点。

要　点	内　容
理解句子的策略	(1)词序策略。 (2)语义策略。 (3)非言语策略
掌握句法结构的发展	(1)从不完整句发展到完整句。 (2)从简单句发展到复合句。复合句的发展需要的主要条件包括： ①掌握了足够多的词汇，尤其是掌握有关的连接词。 ②逻辑思维开始发展。 (3)从陈述句发展到多种形式的句子。 (4)从不含修饰语发展到含有修饰语

4. 幼儿口语表达能力的发展

口语表达能力发展的关键期是幼儿期，口语表达能力的发展是幼儿言语发展的集中表现。其主要的发展趋势为：

(1)从对话语发展到独白语。

(2)从情境语发展到连贯语。

口语表达能力发展的重要标志是独白语和连贯语的发展。幼儿口语表达能力发展的快速期是 3～5 岁。

5. 语用技能的发展

要　点	内　容
早期沟通的手势	手势的沟通出现在言语交往之前。在一岁半之前,手势的沟通主要是一种注意指向的手段
听的语用技能	随着年龄的增长和言语的发展,儿童听的技能也在不断地发展,且在与人的交往中逐步提高,并能逐渐摆脱对直观形象的依赖而仅靠听取言语描述就能理解别人的意思
说的语用技能	根据听者的特点,调节说话的内容和形式的语用能力称为儿童说的语用技能。其主要表现在以下几个方面: (1)能够有效地参与谈话。 (2)对同伴的反馈易于作出积极的反应。 (3)对影响有效沟通的情境因素非常敏感

四、幼儿期的个性和社会性发展(掌握)

要　点	内　容
个性的初步形成	个性的初步形成具体表现在以下四个方面: (1)显现出较明显的气质特点。 (2)表现出一定的能力差异。 (3)表现出一定的兴趣爱好差异。 (4)表现出最初的性格特点
自我情绪体验的发展	(1)幼儿的自我情绪体验由与生理需要相联系的情绪体验(愉快、愤怒)发展到社会性情感体验(自尊、羞愧)。 (2)幼儿情绪体验中最值得重视的是自尊。自我对个人价值的评价和体验称为自尊。儿童因自尊的满足而感到自信,体验到自我价值,从而产生积极的自我肯定。幼儿期自尊的特点是: ①随年龄的增长,幼儿的自尊感迅速发展。 ②在一定程度上,幼儿以后的情绪发展和适应性可通过幼儿期自尊水平的高低预测。 (3)影响儿童自尊的因素包括: ①父母的教养方式。 ②同伴关系
幼儿期儿童认同的发展	(1)认同。儿童对成人个性品质的效仿称为认同。 (2)认同对儿童发展的意义: ①认同产生的基础是儿童知觉到自己与认同对象之间的相似性或一致性,如性别、相貌或能力等。 ②认同带给儿童以归属感、成就感。 ③认同使儿童获得榜样的力量及发展的动力。 ④认同对儿童的性别意识、道德意识的发展具有重要影响。

（续表）

要 点	内 容
幼儿期儿童认同的发展	(3)幼儿期儿童认同的对象具有的特点包括： ①具有较高的地位和权威性。 ②能力极强。 ③漂亮、健壮或聪明
儿童发展的第一逆反期	(1)幼儿在第一逆反期的行为表现是要求行为活动自主和实现自我意志，反抗父母控制，这属于发展中的正常现象。 第一逆反期集中发生在幼儿3～4岁，因个体发展的需要会有所提前或延后。父母是其主要的反抗对象，其次是其他养育者。 (2)第一逆反期的发展性特点包括： ①幼儿在第一逆反期有其特殊的心理需求和行为表现。 ②第一逆反期是儿童心理发展的阶段性特点。 (3)对于处于第一逆反期的幼儿，父母要因势利导、循循善诱地进行教育

第四节　童年期的心理发展

一、童年期的年龄范围（识记）

童年期的年龄范围是六七岁至十二三岁，属于小学阶段，是心理发展的一个重要阶段。童年期是为一生的学习活动奠定基础知识和学习能力的时期。

二、童年期的学习特点（识记）

小学儿童学习的一般特点包括：

(1)教和学是师生双向互动的过程。

(2)学习是小学儿童的主导活动，是小学儿童的社会义务。

(3)小学儿童的学习逐渐转向以掌握间接经验为主。

(4)小学生最基本的学习任务是“学会学习”。

(5)学习能够促进小学儿童心理积极发展。

三、童年期的认知发展（识记）

1. 记忆的发展

要 点	内 容
复诵策略	有意识地重复、诵读和诵习所要记住的信息就是复诵策略
组织策略	将所要识记的材料，按其内在联系，加以归类等进行识记就是组织策略。 组织策略的发展过程主要表现为：低年级不能运用；中年级不大会运用，但经指导和提示能够提高组织策略的运用效果；高年级可以自发地运用

（续表）

要　点	内　容
系统化策略	对记忆材料进行信息加工，按一定的体系关系，规整有关联的信息并条理化，组成知识系统以帮助记忆的策略就是系统化策略
巧妙加工策略	在要识忆的刺激信息之间没有意义上的联系的情况下，运用联想、谐音、拆分、重组等加工方式，使其变成活生生的“意义”的策略就是巧妙加工策略

2. 童年期思维的发展

（1）童年期儿童思维的基本特征。逻辑思维迅速发展，并在发展过程中完成从具体形象思维向抽象逻辑思维的过渡是童年期思维的基本特征。童年期儿童思维发展的基本特点主要有：

①童年期思维的本质特征是依赖具体内容的逻辑思维。童年期是认知发展的具体运算阶段。

② 童年期儿童思维发展是从以具体形象思维为主要形式向以抽象逻辑思维为主要形式的过渡，是思维的主导类型发生质变的过程。

③9～10 岁，即小学中年级阶段是思维类型变化的转折年龄。

（2）思维形式的发展。思维形式就是思维的逻辑形式，发展心理学研究儿童思维形式的发展目的是揭示思维发展的规律性。

要　点	内　容
概括能力的发展	从对事物的外部感性特征的概括逐渐转为对事物的本质属性的概括体现了小学儿童概括能力的发展。小学儿童的概括水平可分为： ①直观形象水平。直观形象水平的概括指仅概括事物的外表的直观形象特征，属于小学低年级儿童的概括能力。 ②形象抽象水平。形象抽象水平的概括指既可以概括外部的直观形象特征，又能概括内部的本质特征，属于小学中年级儿童的概括能力。 ③初步本质抽象水平。初步本质抽象水平的概括指能概括事物的本质特征和内在联系，初步地接近科学概括
词语概念的发展	从小学儿童掌握语词概念的程度出发，词语概念的发展可分为： 第一类为不能理解实验要求。 第二类为功用性和具体形象特征描述。 第三类指接近本质定义和本质定义。 小学儿童掌握语词概念的发展趋势是：随年级的不断增高，第一类儿童数量迅速下降，第三类儿童呈明显上升趋势，第二类是明显的发展过渡形态

（续表）

要 点	内 容
推理能力的发展	由一个或多个判断推出一个新的判断的思维过程称为推理。演绎推理能力、归纳推理能力和类比推理能力的发展是小学儿童间接推理能力发展的集中表现。 ①儿童演绎推理能力的发展分为以下三个程度： a. 运用概念可简单演绎推理直接感知的事实。 b. 能够演绎推理通过言语表述的事实。 c. 解决抽象问题时能自觉地运用演绎推理，即根据命题中的大前提和小前提，正确地推出结论。 ②由个别到一般的推理形式称为归纳推理。通过概括词语的方法研究小学儿童归纳推理能力的发展发现： a. 小学生基本上都能完成简单的归纳推理。 b. 随年龄的增长，归纳推理能力不断地提高。 ③根据两个对象的一定关系，推论出其他也具有这种关系的两个事物称为类比推理。小学儿童类比推理能力的发展特点主要为： a. 存在着年龄阶段的差异。 b. 小学儿童类比推理能力的发展水平比演绎推理和归纳推理的发展水平低

3. 新的思维结构形成

儿童时期的认知结构形成了新的思维结构，与幼儿期相比发生了质的变化。掌控守恒是其主要特点之一。

形成守恒概念的推理方式可以分为恒等性、可逆推理和两维互补推理三种。

4. 自我中心表现和脱自我中心化

相对于具有自我中心特点的幼儿认知，童年期处于脱自我中心阶段，表现出脱离自我中心的变化过程。

皮亚杰著名的“三山实验”揭示了幼儿的认知存在着自我中心现象，即指幼儿认识不到他人的表象与观点不同于己，只是从自己的角度表征世界，并把自己的体验和想法误认为是他人的体验和想法。

8 岁左右（7 岁 6 个月至 8 岁 4 个月）儿童特殊的自我中心式表现为脱自我中心化的过程，是认知发展机制的转换。

四、童年期的个性和社会性发展（掌握）

1. 自我意识的发展

要 点	内 容
自我评价能力的特点	（1）自我评价包括行为表现、身体外表、学习成绩、运动能力、社会接纳程度等多个方面。 （2）小学儿童自我评价与学业经验、自信心、同伴交往等都有密切关系。 （3）自我评价与情感密切联系。对自己评价不良的儿童，经常产生悲哀和沮丧的消极情绪；喜欢自己的儿童，情绪最快乐。 （4）社会支持因素对儿童自我评价很重要，其中父母和同学的作用最重要

（续表）

要　点	内　容
自我控制能力	(1)自我控制能力的作用体现在个体对自身发展的能动性影响,其发展对儿童的学习成绩、协调人际关系、控制攻击行为等都具有重要意义。 (2)童年期是自我控制能力的发展过程的主要体现
影响儿童自我控制能力的因素	(1)榜样的作用。 (2)认知和策略。 (3)家庭教育

2. 道德发展

要　点	内　容
道德的定义	调整人与人之间以及个人与社会之间关系的行为规范的总和就是道德。 道德的内涵包括道德情感、道德认知、道德行为
道德发展的定义	个体在社会化过程中习得道德准则,并以道德准则指导行为的发展过程就是道德发展
道德情感的发展	人的道德需要能否得到满足而引起的一种内心体验称为道德情感。 道德情感包括内疚、移情、良心、情感共鸣、羞愧等。 道德情感的发展在不同的阶段表现不同: (1)婴儿期出现移情、共鸣表现。 (2)幼儿期表现出内疚、羞愧感。 (3)童年期,道德情感随着认知的发展逐渐丰富,并影响着道德行为
道德认知的发展	个体对社会行为准则和道德规范的认识称为道德认知。 根据皮亚杰对儿童道德认知的研究和所提出的儿童道德认知发展理论,童年期的道德认知发展可分为以下三个阶段: 第一阶段:前道德阶段。在该阶段儿童只能直接接受行为的结果。 第二阶段:他律道德阶段。该阶段的特点主要包括: (1)儿童认为规则、规范是由权威人物制定的,自己不能改变,必须严格遵守。 (2)进行行为好坏评定时不是根据行为者的动机,而是只根据后果。 第三阶段:自律道德阶段。该阶段的特点主要包括: (1)儿童认识到规则具有相对性,是可以改变的。 (2)对行为好坏的判断依据不只是后果,更加着重于主观动机或意图
道德行为的发展	(1)亲社会行为,主要表现为合作、分享、帮助、救助等。亲社会行为的条件有: ①道德动机的发展。 ②具备亲社会行为的能力。 ③逐步形成能设身处地为需要帮助者着想的能力。

（续表）

要　点	内　容
道德行为的发展	(2)攻击行为,又称侵犯行为,主要表现为言语的攻击、身体的侵犯以及对他人权利的侵犯。伤害意图是攻击行为的基本要素。 控制儿童攻击行为的措施包括: ①改善儿童所处的环境条件。 ②增加儿童对攻击行为有害后果的了解。 ③充分发挥榜样的作用。 ④教给儿童减少冲突的有效策略

3. 童年期的同伴交往

要　点	内　容
概念	儿童与同龄伙伴的交往称为童年期的社会交往
重要意义	(1)同伴交往是童年期集体归宿感的心理需求。 (2)同伴交往有利于儿童自我概念的发展。 (3)同伴交往可促进儿童的社会认知和社会交往技能的发展。 (4)同伴交往可增进儿童良好个性品质和社会责任感
人气特点	根据同伴交往中的人气特点,可将儿童分为以下三种: (1)受欢迎的儿童。这类儿童的特点有:学习成绩好,独立活动能力强,有主见,乐于助人,待人接物热情,善于交往并易于合作。 (2)受忽视的儿童。这类儿童的特点有:退缩、依赖或顺从、安静,既不为同伴所喜欢,也不被同伴所讨厌。 (3)不受欢迎的儿童。这类儿童的特点有:具有攻击性,不尊重同伴,对人不友好,缺乏合作精神,常搞恶作剧等

典题精练

【例16·多选题】同伴交往中受忽视的儿童的人气特点包括(　　)。

A. 热情　　　　B. 退缩

C. 好斗　　　　D. 安静

BD。【解析】根据同伴交往中的人气特点,研究者发现受忽视的儿童往往表现为退缩、安静,有依赖性或顺从性,既不为同伴所喜欢,也不被同伴所讨厌。

4. 友谊的发展

要　点	内　容
概念	建立在相互依恋基础上的个体间持久的亲密关系称为友谊,它是同伴关系的高级形式

（续表）

要点	内容
友谊对童年期儿童的重要性	童年期的友谊会为以后的人际关系奠定良好的基础，其意义体现在以下几点： (1)情感上的共鸣。 (2)社会交往中的相互支持。 (3)提供学习上的相互帮助。 (4)提供解决问题及困难的力量。 (5)增加快乐和兴趣
儿童对友谊认识的发展	(1)短期游戏伙伴关系——第一阶段(3～6岁)。此阶段的儿童认为和自己一起玩的就是好朋友，尚未形成友谊的概念。 (2)单向帮助关系——第二阶段(6～9岁)。此阶段的儿童认为好朋友就是他的活动行为和自己一致或对自己有帮助。 (3)双向帮助关系——第三阶段(9～12岁)。此阶段的儿童的友谊具有相互性，但有功利性特点，不能共患难。 (4)亲密而又相对持久的共享关系——第四阶段(12岁以后)。此阶段的儿童之间相互分享和帮助，相互信任和忠诚，有相同的兴趣并相互倾听，一起面对所遇到的问题和困难，同时还表现出一定的独立性和排他性
影响选择朋友的主要因素	(1)相互接近。 (2)人格尊重、心理和谐且相互敬慕。 (3)品质、行为、学习成绩及兴趣相近

5. 家庭人际关系对童年期儿童心理发展的影响

要点	内容
亲子关系的发展变化	(1)父母与儿童的直接交往时间明显减少。 (2)父母教养关注重点的转移。父母教养关注的重点从关注幼儿教育的游戏、生活自理能力、情绪和兴趣转变为关注小学阶段儿童的学习、同伴关系、情绪和兴趣。 (3)父母对儿童控制和儿童自主管理的消长变化。这主要体现在： ①6岁前属于父母控制，各种事情的主要决定权在父母。 ②6～12岁属于共同控制，儿童在许多事情上具有一定的选择权和决定权。 ③12岁以后属于儿童控制，儿童具有相当的判断能力，能够自己做出选择和决定
童年期亲子关系的特点	这个时期的亲子关系的特点主要是父母与儿童对其行为的共同调节，即父母从幼儿期对其行为的单方面控制与调节为主，逐渐转变为由父母和儿童一起做决定。其意义在于孩子可以做出决定，但同时也受父母监督与指导。 这个时期的亲子关系由单向权威服从关系逐渐转变为平等的、相互尊重的合作关系。儿童获得了一定的自主性和权利，但也要履行奉献和责任。这种双向交互作用处理得好，孩子独立性将得到发展；处理得不好，孩子会陷入家庭人际关系发展的困境，也会在青春发育期带来更多的矛盾

（续表）

要　点	内　容
家长的素质决定亲子关系的质量	共同调节的教养方式向家长提出了更高的要求，具体表现在： （1）家长要善于调节自己的教育方式，既要给孩子选择和决定的权力，又不能放任自流。 （2）家长要善于处理好亲子之间的新矛盾与冲突。 （3）家长不能过分强制儿童或过分地“溺爱”和过分保护。 （4）家长应该懂得，在与孩子的教育互动中提高自身的修养及教育能力

6. 儿童人际交往的发展变化趋势

随年龄的增长，儿童与父母的交往不断下降，与同龄伙伴的交往快速上升，与教师的交往在小学中年级以前不断上升，之后则一直维持在交往比率的20%左右。

第五节　青春发育期的心理发展

一、青春期的概念（识记）

青春发育期以少年期为主。个体生理迅速发育直至达到成熟的这段时期称为少年期，其年龄阶段是11～12岁至15～16岁。在此阶段，儿童的生理、心理和社会性发展方面都出现显著的变化，身心发展迅速而又不平衡是其主要特点。少年期又被称为困难期或危机期，是儿童经历复杂发展，又充满矛盾的时期。

二、少年期的生理发育加速（掌握）

1. 生理发育加速

青春发育期的生理迅速变化是由激素分泌量的快速增加所造成的。这个时期，身体和生理机能都发生急速变化，成为生长发育的高峰期，即第二加速期，其身高、体重、肩宽、胸围都发生非常明显的变化。

要　点	内　容
身体成长加速	身体成长加速主要体现为身高快速增长和体重迅速增加
生理机能发育加速	青春期儿童的生理机能迅速增强，肌肉和脂肪的变化使女性身体丰满、男性肌肉强健，同时脑与神经系统逐步发育成熟。 少年儿童经历了青春发育期的成长加速之后，其体形和面部特征都发生了明显的变化，他们的体貌特征开始接近成人
性的发育和成熟加速	生殖系统是人体各系统中发育成熟最晚的，其成熟标志着人体生理发育的完成。 （1）性器官发育。 （2）第二性征的出现。身体形态上的性别特征称为第二性征（又称副性征）。乳房隆起、体毛出现、骨盆变宽和臀部变大等是女性第二性征的主要表现；胡须、喉结突出和嗓音低沉、体毛明显等是男性第二性征的主要表现。随着第二性征的出现，少年男女在体征上的差异凸显出来。 （3）性功能成熟。生殖系统发育成熟标志着人体生理发育的完成，发育成熟的性腺使女性出现月经，男性发生遗精

典题精练

【例 17 · 单选题】个体心理发展的第二加速期是(　　)。

A. 婴幼儿期　　B. 出生后第一年

C. 儿童期　　D. 青春期

D。【解析】个体心理发展的第一加速期是 0 ~ 1 岁,第二加速期是青春期,青春期是个体生长发育的鼎盛时期,这个时期,身体和生理机能都发生急速变化,成为生长发育的高峰期。

2. 青春发育期提前的趋势

青春发育期提前的趋势主要体现在以下两个方面:

(1)青春发育期提前到来。

(2)青春发育期完成的缩短化。

3. 容易出现的身心危机

少年儿童对生理变化的不适应,常常把生理发育上的不协调及功能性紊乱等感觉当作严重疾病加以反应,以至于对症状的过分夸大,甚至造成情绪紧张及焦虑。严重的心理生物性紊乱会使一部分人感到难以忍受而影响学习及健康。

在青春发育期,儿童会遇到许多压力、危机和矛盾,且较易出现躁狂症、神经症、病态人格等心理疾病。故此时期也被称为危机期或困难期。

4. 心理发展的矛盾性特点

青春期心理活动的矛盾现象包括:

(1)成就感与挫折感之间的交替。

(2)心理断乳与精神依托之间的矛盾。

(3)心理开放性与闭锁性之间的矛盾。

(4)心理上的成人感与半成熟现状之间的矛盾。该矛盾是青春发育期的少年儿童不能回避的最基本的矛盾,是发展中的矛盾,是人生必经的矛盾冲突。

三、少年期的认知发展(重点掌握)

1. 记忆的发展

(1)记忆广度在少年期达到一生中的顶峰。记忆广度属短时记忆的范畴。记忆发展的一个重要表现是记忆中可储存信息量的多少。初中阶段的短时记忆达到个体一生的最高峰(11.04),超出大学阶段的水平(9.4)。

(2)少年期的记忆能力对各种材料的记忆的成绩都达到高峰。少年期记忆的发展已进入全盛时期。

2. 思维的发展

要 点	内 容
形式运算阶段思维的特点	由皮亚杰的认知发展阶段理论可知，少年期处于形式运算阶段，此时的思维属于形式逻辑思维。这一阶段思维的主要特点包括以下两点： (1)思维形式摆脱了具体内容的束缚。在形式运算阶段，儿童的思维能够理解用言语表述的命题的逻辑关系，并能够依据逻辑关系对命题作出正确的判断。 (2)假设演绎推理能力的发展。皮亚杰的钟摆实验证明形式运算阶段的儿童已经具有假设演绎推理能力。少年期儿童解决问题的思维特点是从假设出发，提出问题的可能性。他们的思维过程是：当面临问题情境时，首先运用“一般的理论”思考影响结果的各种可能因素，并形成假设；然后通过实验验证该假设的真伪，或运用系统的科学方法，运用演绎推理检验假设，得出结论
抽象逻辑推理能力显著发展	抽象逻辑思维是一种假设的、形式的、反省的思维。 (1)青少年逻辑推理能力发展的趋势。随年龄的增长，青少年逻辑推理能力的发展不断提高，主要表现为： ①初一的学生开始具备了各种推理能力。 ②初三的学生的推理能力有了明显的发展。 ③高二年级后，学生的推理能力已基本达到成熟，各种推理能力都达到了比较完善的水平。 (2)掌握逻辑法则发展的特点。逻辑法则的掌握重点表现在对同一律、矛盾律、排中律的认识上。随着年级的提升，初一、初三和高二学生掌握逻辑法则的能力显著提高，到高二已趋于成熟。三个年龄组掌握不同逻辑法则的能力都存在着不平衡性，同一律和矛盾律的成绩高于排中律

四、少年期的个性和社会性发展(掌握)

1. 自我意识发展的第二个飞跃期——少年期

发展心理学家认为，自我意识发展的第二个飞跃期是青春发育期(第一个飞跃期是婴儿期)。进入青春期的少年儿童对生理发育的加速、性发育走向成熟感到不适应，因而出现不平衡的感受及种种矛盾和困惑。面对这些矛盾和困惑，他们时刻体验着危机感，这促使他们要关注自我的发展和变化。

这个时期的变化，让儿童产生惶惑的感受，并自觉不自觉地将自己的思想从外向的客观世界抽回一部分来指向主观世界，使思想意识进入再次自我，从而导致自我意识发展的第二次飞跃。

2. 自我意识发展的特点

要 点	内 容
强烈关注自己的外貌和风度	青春期儿童首先对关注自己身体形象产生兴趣。他们强烈地渴望了解自己的体貌，并喜欢在镜中研究自己的相貌、体态，开始注意自我仪表风度。他们尤其在意别人对自己打扮后的反应，对良好评价表现出自我欣赏的满足感，而对不满意的外貌特点会产生极度焦虑

（续表）

要　点	内　容
有很强的自尊心	学校和家庭教育不能忽视的客观现实和心理依据是少年儿童的强烈自尊心。在受到肯定和赞赏时，少年儿童会产生强烈的满足感；在受到批评和惩罚时，他们会感受重大打击，产生强烈的挫折感
深切重视自己的能力和学习成绩	少年儿童关注自我发展、体现自我价值的重中之重是能力和学习成绩
强烈关心自己的个性成长	青春期儿童特别注重自己个性特点方面的优缺点，将个性是否完善放在自我评价的首要地位，对他人关于自己个性的评价非常敏感

3. 情绪的变化

要　点	内　容
情绪和心境的发展趋势	青少年的情绪和心境的发展呈现出动态的发展趋势。拉森研究发现：在青春期早期，情绪状态的消极情绪较多，积极方面较少，情绪的起伏变化较多，稳定性较差；到青春期后期，情绪起伏变化逐渐趋缓，情绪稳定性增加
情绪变化的特点	(1)烦恼增多，其主要表现在： ①为在公众面前的个人形象而烦恼。 ②为与父母关系出现裂痕及情感疏离而烦恼。 ③为在同伴集体中的个人尊严及社会地位而烦恼。 (2)压抑感、孤独感增强，其主要表现在： ①当需求和愿望得不到应有的满足时而产生的压抑。 ②缺乏同伴的亲密关系和朋友，以及未能建立起相应的社会关系，而产生孤独感和压抑。 ③在面对现实时遭遇挫折，为维护自尊而不轻易向成人求教，导致自己孤立无助

4. 少年期的自我中心性特点

皮亚杰最先发现和提出了“自我中心”现象，将以自我的感受、自我的认知来理解他人的感受和认知的现象称为幼儿自我中心现象。

少年儿童的自我中心性认为人际关注和社会关注的中心是自己，认为自己的关注就是他人的关注。其可以用“独特自我”与“假想观众”两个概念来表征。

要　点	内　容
独特自我	独特自我是一种以个人的意愿作为独立推理体系的模式，是一种个人的虚构。通过扩大化、绝对化自我的情绪、情感体验，将主观和现实统一于自我，而不理解其他人为什么与自己的感受和观点不同
假想观众	在心理上“制造”想象中的观众称为假想观众。少年儿童的喜怒哀乐来源于自我体验，并将自己的心境投射到他人身上

5. 第二逆反期

要　点	内　容
反抗心理	反抗心理是少年期儿童普遍存在的一种心理特征。其表现特征是对一切外在强加的力量与父母的控制给予排斥的意识和行为倾向。反抗心理表现明显是第二逆反期的特征
少年期逆反期的表现	(1)为平等的社会地位而抗争。 (2)为独立自主意识受阻而抗争。 (3)观念上的碰撞
反抗的主要对象	少年期儿童反抗的对象主要是父母,且具有迁移性
反抗的形式	(1)外显行为上的激烈抵抗。其主要表现是举止粗暴、态度强硬,且常常具有突发性,自己难以控制。 (2)将反抗隐于内心,以冷漠相对。其主要表现是不顶撞,对不满的甚至需反抗的言行置若罔闻,但其内心压力很大,充满痛苦,并会将其内化为不良的心境,难以转移
第一、第二逆反期的异同	第一、第二逆反期的不同点: (1)第一逆反期与第二逆反期出现的时间不同,前者出现在 2 ~4 岁期间,多在3 岁左右;后者出现在小学末期至初中阶段的 10 ~11 岁至 15 ~16 岁,突出表现在青春发育期。 (2)第一逆反期和第二逆反期所要的独立自主性不同。前者是要求按自我的意志行事,其重点是要求行为自主、动作自主、行事自由,反抗父母的控制,反对父母的过于保护和越俎代庖;后者要求人格独立、精神和行为自主、社会地位平等,反抗父母或有关方的控制,这种内在需求和对环境的要求是发展性的需要且是必经的。 第一、第二两个逆反期的共同点: (1)两个时期的儿童都聚焦于独立自主意识的增强、向控制方要求独立自主权。 (2)两个时期的儿童都出现了成长和发展的超前意识
帮助少年儿童顺利度过逆反期	(1)父母要认识和理解逆反期对儿童心理发展的意义。 (2)父母要理解少年期多重矛盾的焦点所在。 (3)父母要正确面对儿童逆反期这一客观现实。 (4)父母必须正视少年儿童独立自主的需求

典题精练

【例 18·多选题】关于少年逆反期的表现,正确的说法包括(　　)。

A. 为争取平等的社会地位而抗争　　B. 为独立自主意识受阻而抗争

C. 反抗的对象具有迁移性　　D. 逆反期表明少年心理发展受阻

AB。【解析】反抗心理是少年期儿童普遍存在的一种心理特征,它表现为对一切外在强加的力量和父母的控制予以排斥的意识和行为倾向。少年期逆反期的主要表现有:为独立自主意识受阻而抗争;为社会地位平等的欲求不满而抗争;观念上的碰撞。

五、少年期面临的心理社会问题（掌握）

1. 网络游戏成瘾

要　点	内　容
概念	网络游戏成瘾又称网络性心理障碍，属于无成瘾物质作用下的上网行为冲动失控，患者由于过度使用互联网而导致个体明显的社会心理功能损害
原因	(1)网络游戏自身的特征。 (2)家庭环境不良和学习压力过大。 (3)青少年自身的特点和个体的人格特征
主要表现	(1)不由自主地强迫性使用网络。 (2)停止网络游戏后会出现心理和生理方面明显或严重的不良反应。 (3)在网络游戏中获得强烈的成就感和满足感。 (4)在网络游戏中所获得的虚拟感受反过来会强化无限上网的欲望，造成恶性循环而不能自拔
发展过程	(1)初期：患者渴望上网，出现精神依赖，对不能上网产生极度的不适应，出现烦躁、焦虑、暴躁等症状。 (2)中期：患者出现躯体依赖，常表现为食欲不振、疲乏和颤抖、头晕眼花等症状。 (3)后期：患者出现严重的心理社会问题，常表现为正常活动瘫痪，工作、学习、生活均受到严重影响，甚至是生活自理障碍、对现实生活失去兴趣、认知能力下降、有暴力倾向和暴力行为等

2. 青春期精神分裂症

思维紊乱，不能控制情绪、人格混乱，扭曲现实或与现实脱离联系等是青春期精神分裂症的主要表现。

在真正患病之前所表现出的社会行为退缩、敏感、交往困难、固执且缺乏幽默感等现象是青春期精神分裂症的先兆。

导致精神分裂症的主要原因包括：

(1)遗传因素。

(2)青春发育期性机能的迅速发展和成熟、初恋失恋等诱因导致患者常有针对性的妄想等。

(3)青春发育期身心发展迅速带来的各种不适应、不平衡及困惑与危机感。

3. 自杀倾向

造成青少年自杀的原因主要有：

(1)学校的强大压力。

(2)家庭环境。

(3)个人心理障碍，尤其是抑郁。

(4)不能面对个人遭遇的问题。

在自杀前，青少年在情绪、行为、言语等方面会表现出一些先兆。

4. 反社会行为与青少年犯罪

要点	内容
青少年犯罪发展势态与特点	(1)犯罪年龄呈现下降势态。 (2)犯罪几率逐渐增加。 (3)女性犯罪有增加的趋势。 (4)未成年人作案的特点日益呈现出暴力化、团伙化的趋势,犯罪类型集中在抢劫、强奸、盗窃,且该类犯罪占全部犯罪类型的80%以上
引发青少年违法犯罪的因素	(1)同伴因素和群体压力。 (2)家庭环境因素导致儿童反社会行为和犯罪。 (3)青少年自身因素

第六节 青年期的心理发展

一、青年期的一般特征(识记)

青年期的年龄范围约在十七八岁到35岁,其一般特征包括:

(1)生活空间扩大。

(2)心理发展和生理发育达到成熟水平。

(3)进入成人社会,承担社会义务。

(4)开始恋爱、结婚。

二、青年期的思维发展(掌握)

1. 青年思维发展的阶段性特征

帕瑞认为,进入青年期后,由于个体逐渐意识到对同一个问题可以有多种观点和多种解决方法,导致个体思维中纯逻辑成分逐渐减少,辩证成分逐渐增多。

帕瑞把青年期的思维分为二元论阶段、相对性阶段和约定性阶段三个阶段。

2. 辩证逻辑思维的发展

要点	内容
发展趋向	(1)青少年在初中一年级开始掌握辩证逻辑思维。 (2)青少年在初中三年级辩证逻辑思维迅速发展,也是重要转折期。 (3)青少年在高中阶段辩证逻辑思维已发展到趋于占优势地位
影响因素	(1)领会和掌握知识的广度、深刻性和系统性。辩证逻辑思维基础的坚实和薄弱程度是由知识的水平和程度以及他们掌握学科的基本结构和基本规律所决定的。 (2)形式逻辑思维的发展水平。抽象思维的高级阶段或形态就是辩证逻辑思维,抽象思维的发展过程分为形式逻辑思维和辩证逻辑思维两个基本阶段。其中,形式逻辑抽象思维是辩证逻辑抽象思维的必要前提,即辩证逻辑思维的发展受形式逻辑思维的发展水平的影响。 (3)个体思维品质的独立性和批判性的发展。青年期思维的发展减弱了思维活动的依赖性,加快了独立性和批判性的发展,促使他们整合各种规律,认识和理解各种科学问题和社会问题

3. 思维监控能力的发展

青少年思维监控能力的发展是表示思维发展趋于成熟的重要标志，其主要体现在以下几个方面：

(1)随着年龄的增长而迅速发展，发展速度比小学儿童快得多。

(2)青年初期的思维自我监控能力已经接近成人水平。

(3)自我监控能力具有良好的计划性、方法性、准备性、反馈性。

三、青年期的个性和社会性发展（掌握）

1. 自我概念的发展

要　点	内　容
含义	个体对自我形象的认知称为自我概念。自我概念是一个人对自身的连续性和同一性的认知。 对自我的认识主要包括认识成分、情感成分和品行成分： (1)对自己的个性品质特征和独特性的认知称为认识成分。 (2)对自身品质的评价及通过自我评价所产生的自尊体验称为情感成分。 (3)由认识成分和情感成分派生出来的对自己行为的实际态度称为品行成分
特点	(1)自我概念的抽象性日益增强。 (2)自我概念的结构更加分化。 (3)自我概念更具组织性、整合性
自我概念认识水平提高的主要途径	(1)自我探索是自我认识发展的内动力。 (2)通过对同龄人的认同感来认识自己。 (3)透过其他人对自己的评价来认识自我

2. 青年期的重要发展任务——确认自我认同感

艾里克森提出，青年期的发展任务是自我同一性的确立和防止社会角色的混乱。

(1)青年期自我同一感的确立是自我分化和整合统一的过程：

①自我分化是将整体的我分化为“客体我”和“主体我”。

②不能确立自我同一感。

③通过自我排斥和自我接纳达到自我认识的整合统一。

④解决自我同一感危机的方式。马西亚归纳出了解决青年同一感危机的方式有：同一性确立、同一性封闭、同一性延续和同一性混乱（扩散）。

(2)同一性症候群的特点主要有：

①时间前景的扩散。

②同一性意识过剩。

③否定的同一性选择。

④勤奋感的丧失。

⑤选择的回避和麻痹状态。

⑥与他人距离失调。

(3)延缓偿付期。延缓偿付期是指青年经历复杂而艰难的同一性确立和对社会生活的选择的时期。

3. 青年期的人生观和价值观

要　点	内　容
人生观和价值观的含义	(1)人们对于人生目的和意义的根本看法和态度称为人生观。在人生观中,人生的目的、人生的态度、对人生的评价三者是相互联系的统一结构。其中,人生的目的是人生观的核心。 (2)个体以自己的需要为基础对事物的重要性进行评价时所持的内部尺度就是价值观。人们对于人生的看法和认知凝聚在其价值观上
形成和稳定时期	青年期是人生观、价值观的形成和稳定时期
影响因素	(1)个体成熟因素。 (2)社会背景和文化条件因素。 (3)家庭教育环境因素。 (4)社会历史事件和个人遭遇的非规范事件因素。 (5)个体的自我调节因素

4. 道德认知——道德推理的发展

柯尔伯格提出了道德推理发展的系统理论,并将道德发展划分为三个水平和六个阶段。

要　点	内　容
前习俗水平	前习俗水平是通过行为后果来判断行为的,是外在标准控制。 阶段一——惩罚和服从取向。判断行为好坏的标准为服从权威和避免受惩罚。 阶段二——功利取向。判断行为正确与否的标准为是否能满足个人需要,即出于个人利益的考虑
习俗水平	习俗水平是指以遵从社会规章制度、社会规范为准则。 阶段三——“好孩子”取向。这类人以取悦并得到他人的认同,以他人的意图进行判断。认为权威人物所制定的行为标准、社会准则都是对的,应该遵守。 阶段四——“好公民”取向。“好公民”取向又称为维护社会秩序取向,是指作为社会成员,他们的义务是遵守社会规章制度,维护社会秩序,不能违反法律法规
后习俗水平	后习俗水平是指道德标准内化于己,成为自己的道德标准,自我可以在遇到道德标准矛盾冲突时做出选择。 阶段五——社会契约取向。认识到各种法规都是服务于公众的权利和利益,应遵守符合公众需要的法规;如果不适宜公众需要,就可以按多数人的意愿进行修改。 阶段六——普遍道德原则取向。普遍道德原则取向是理性良心取向,此时社会法律法规已被个体的道德认识所超越。个体道德认识普遍适用于尊重每个人的生命价值、尊严以及全人类的正义。个人进行选择时可依照伦理原则

柯尔伯格的道德认知发展理论包含以下三个要点:

(1)道德发展的顺序是固定不变的。童年期(10 岁以前)多以前习俗水平为主;少年期大多数处于第二、第三两个阶段;青年期发展到以第三、第四两个阶段为主导的水平。

(2)达到后习俗水平的个体并不多,而第六阶段的道德准则是抽象的,适用于人类,但不易实现,部分人一生都在服从权威与权威所制定的规范的水平处停留。

(3)环境和社会文化因素不能影响道德发展顺序,只决定道德发展的内容和速度。

第七节　中年期的心理发展变化

一、中年期的更年期(掌握)

要　点	内　容
概念	中年期一般指35~60岁这段时期。 个体由中年向老年过渡过程中生理变化和心理状态明显改变的时期称为中年期更年期,又称为"第二个青春期"。人生进入老化过程的起点是更年期,其年龄在50岁左右,女性更年期的年龄早于男性
女性更年期	从妇女性腺功能开始衰退到完全消失的时期,即妇女绝经前后的一段时期称为女性更年期。大多数妇女的更年期发生在45~55岁,一般延续8~12年。 其主要特征包括: (1)女性的第二性征逐步退化,生殖器官也慢慢萎缩,与雌性激素代谢有关的组织逐渐退化。 (2)出现植物性神经系统紊乱的一些症状,常常表现为妇女更年期综合征,且其症状种类较多
男性更年期	性器官开始萎缩,性功能由旺盛到衰减的变化过程称为男性更年期。 其主要表现特征包括: (1)精神状态和情绪时常变化。 (2)性功能降低。 (3)伴有自主神经性循环机能障碍

二、对中年期心理发展的理解和认识(掌握)

1. 中年转换期

莱文森把人生的40~60岁划为中年期,中年期将经历中年转换期(40~45岁)达到中年高峰期(55~60岁)。人们在中年转换期开始评价自己的生活,若发现无法实现自己的希望,便会修正工作、婚姻、信仰和理想,以获得自我与现实之间的平衡。

2. 中年期是人生的特殊时期

哈维格斯特提出,个人内在的变化、社会的压力以及个人的价值观、态度倾向、性别等方面决定了中年期的发展任务。中年期是人生的特殊时期,它不但是社会向个体提出要求最多、最大的时期,而且是个体对社会影响最大的时期。

3. 中年人在家庭中的角色

基于临床的观察,古德尔认为教育青少年子女,照顾老年父母,维护家庭和谐是中年人最重要的任务。中年期存在着痛苦的转折,但个体经过转折后会变得积极、乐观。

4. 中年期是充满挑战的人生阶段

在家庭、工作和社会的压力下,中年人一方面要不断地完善自己,来实现个体的人生目标;另一方面要承担着教育子女、照顾伴侣、赡养父母、完成工作等多方面的责任。

三、中年期的认知发展(掌握)

1. 中年期思维发展的一般特点

中年期思维发展的一般特点表现在：

(1)思维的现实性、灵活性、智慧性。

(2)辩证逻辑思维的进一步发展。

2. 中年期的智力发展

(1)对中老年期智力发展趋势的早期观点。20 世纪 50 年代前，韦克斯勒认为：智力随年龄而衰退是整个有机体普遍衰老过程的一部分。

(2)特殊智力学说。20 世纪 50 年代以后，卡特尔提出了成人智力的两种基本形式：液态智力和晶态智力。

加工处理信息和问题解决的基本过程的能力称为液态智力。

通过掌握社会文化经验而获得的智力称为晶态智力，也称文化知识智力。

在青年期，液态智力和晶态智力随年龄的增长都在不断地提高；在成人阶段，液态智力出现衰退的趋势，开始下降，而晶态智力一直保持相对的、稳定的发展，并随知识和经验的积累，在中老年期仍呈一定的上升趋势。

四、中年期的个性和社会性发展(掌握)

1. 中年期自我意识的发展

要　点	内　容
自我的概念	(1)人格的核心是自我。了解自我的发展是认识人格发展的前提。 (2)自我的发展是个体与环境相互作用的结果。 (3)自我的改变意味着个体的道德、目标、思想、价值等组织方式的改变。 (4)自我是第一“组织者”。自我具有一定的整合能力，并对价值、道德、目的和思想过程进行整合
成年期的自我发展水平	(1)遵奉者水平。 (2)公平水平。 (3)自主水平。 (4)整合水平
影响自我发展水平的因素	(1)年龄因素。 (2)认知发展水平。 (3)受教育水平

2. 中年期的人格特征

要　点	内　容
结构的稳定性	(1)构成人格结构的成分不变。 (2)人格结构各成分的平均水平不变

（续表）

要　点	内　容
成熟性	(1)为人处世日趋圆通。 (2)心理防御机制日趋成熟。 (3)内省日趋明显
性别角色日趋整合	中年期出现男性"女性化",女性"男性化"的变化趋向,这种"男女同化"的人格一般被认为是一种"完美人格"

3. 适应环境的控制理论

人的行为控制系统分为初级控制和次级控制两类。人类通过改造环境而控制环境的企图称为初级控制,人类透过改变自己以顺应环境的企图称为次级控制。初级控制与次级控制不是完全独立的,二者常常交织在一起,根据个体所面临的困难及挑战情境的不同,它们也会发生相互转换。

研究发现,成年期的初级控制水平是稳定的,其改变环境而适应环境的能力基本保持稳定。而次级控制水平的发展贯穿整个成年期,个体会随着年龄的增长运用更多样、更有效的次级控制策略来适应环境。

第八节　老年期的心理发展变化

一、老化及其原因(识记)

个体在成熟期后的生命过程中所表现出来的一系列形态学以及生理、心理功能方面的退行性变化就是老化。

老化过程的最后阶段或结果,如记忆衰退、体能失调、心智钝化等称为衰老。

研究个体心理老化主要是从以下两个方面进行的:

(1)从个体出发。从个体出发的学说有遗传学说和行为老化学说两种。

遗传学说的观点是,精神机能的老化、行为的变化和随年龄增长而出现的心理变化,均是由遗传决定的,衰老是按遗传程序实现的,是有规律的退化。

行为老化学说的观点是,老年行为的退行性变化是由精神退化机能引起的,并主要从行为变化中反映出来。

(2)从个体与社会关系出发。从个体与社会关系出发的学说有疏离学说和适应学说两种。

疏离学说的观点是,造成个体老化的主要原因是老年人与社会的脱离。

适应学说的观点是,人际关系的改变是老年期的主要变化。

二、两种不同的老年心理变化观(识记)

要 点	内 容
老年丧失期观点	老年丧失期观点认为: (1)老年期的心理变化没有发展,只有衰退,是一生获得的丧失时期。 (2)心理随年龄的增长而发展,到老年期,随年龄增长而衰退是个体心理发展的总趋势
毕生发展观	(1)心理发展和行为变化可以发生在人生中的任何时候。 (2)心理发展过程有增长也有衰退,是增长与衰退的对立面的统一。 (3)不同心理机能发展的形式、方向、速率各有不同。 (4)多重影响因素所构成的复杂系统共同决定了个体心理发展,但各个子系统对不同发展时期的影响强度有明显的区别

三、老年期的认知变化(重点掌握)

1. 感知觉发生显著的退行性变化

衰退最早、变化最明显的心理活动是感知觉,其主要体现在:

(1)老年期听觉减退。

(2)老年期视觉减退。

(3)老年期嗅觉、味觉和触觉迟钝。

2. 老年期的记忆减退特点

要 点	内 容
老年人记忆衰退的年龄趋势	(1)儿童期,记忆随年龄的增长而发展。 (2)从少年期开始到成年期达到了记忆最佳的高峰期,为个体记忆的“黄金时期”。 (3)40~50岁期间记忆出现了较为明显的减退,随后基本上维持在一个相对稳定的水平上。 (4)70岁是记忆衰退的一个关键期,随后记忆便进入更加明显的衰退时期
老年期记忆衰退的特点	(1)再认能力表现出逐渐老化现象,但再认比回忆保持较好。 (2)老年人机械记忆衰退明显,意义记忆与机械记忆相比衰退的慢一些。 (3)回忆和识记“姓氏”最难。老年人最常见的烦恼是回忆和识记人的姓名
老年人的主要记忆障碍	(1)老年人记忆障碍主要是信息提取困难。 (2)老年人较少主动地运用记忆策略与方法。 (3)老年人记忆障碍是编码储存和提取过程相互作用的结果。 (4)文化因素对记忆的影响显著
对老年期记忆减退的解释	(1)加工速度理论。其认为老年人认知(记忆)减退的主要原因是加工速度减慢。其中,加工速度一般包括感觉运动速度、反应速度、知觉速度、认知速度四种。 (2)工作记忆理论。其认为老年人认知(记忆)功能衰退的主要原因是缺乏信息加工资源

（续表）

要　点	内　容
老年记忆衰退的延缓和弥补	老年记忆的变化具有可塑性，有意识地进行干预并发掘记忆潜能能改善老年的记忆。为了延缓和弥补老年人的记忆减退，应该注意以下几个方面： （1）利用多种感觉器官加强记忆。 （2）建立良好的日常生活秩序，可以采用写备忘录的方式，按规定事项提示注意。 （3）有意识地进行改善记忆的训练，提醒自己注重运用记忆策略和方法。 （4）将学习和做事情的步调放缓，按照适合自己的速度从容地进行各项工作。 （5）以顽强的意志改善记忆，延缓记忆衰退

3. 老年期的智力减退

（1）老年期智力水平的衰退。20 岁以前是智力迅速发展的上升期；20 岁左右是智力的高峰期；老年期，智力则随着年龄的增长而衰退。这就是人的智力发展规律。

（2）老年智力变化的不平衡性。

四、老年期的人格特征（掌握）

要　点	内　容
老年期人格特征的稳定性	老年期人格的基本类型和基本特征不容易发生大的变化
老年期人格特征的变化	（1）孤独感。 （2）不安全感。老年人的不安全感主要表现在两个方面：身体健康和经济保障。 （3）适应性差。 （4）回忆往事。 （5）拘泥刻板性并趋于保守
造成老年人人格变化的因素	（1）生物学的衰老。 （2）心理上的老化。 （3）社会文化因素的影响。造成老年人与社会、他人关系减弱的原因包括以下两种： ①社会疏远老人。 ②老人退出社会

五、老年生活的心理适应（识记）

老年生活的心理适应有以下六点：

（1）体现老年人的价值，维护自我尊严。

（2）社会角色和活动的积极转换。

（3）对老年期的退行性变化和对老年期生活的心理准备。其中，对老年期生活的心理准备包括对生理机能的衰退、心理上的退行性变化以及离退休等社会角色与活动的变化等方面做好思想准备。

（4）老年人幸福生活的要素是夫妻恩爱、家庭和谐。

（5）避免逃避式的适应方式。老年人适应老年期的生活方式有：安乐型、防御型、愤怒型、成熟型、自怨自艾型。

（6）深化朋友之间的友谊关系。老年人的心理需求需要通过思想沟通和情感交流达到内心的满足感。

同步自测

一、单项选择题

1. 认为教学应走在发展前面的学者是（　　）。

A. 冯特　　B. 维果茨基

C. 普莱尔　　D. 奥尔波特

2. 根据皮亚杰对儿童的心理发展年龄阶段的划分，年龄是六七岁至十一二岁的阶段属于（　　）。

A. 感知运动阶段　　B. 前运算阶段

C. 具体运算阶段　　D. 形式运算阶段

3. 吉布森通过视觉悬崖实验发现从（　　）开始，婴儿可以感知到深度。

A. 两个多月　　B. 四个多月

C. 六个多月　　D. 八个多月

4. 关于幼儿记忆策略，下列说法错误的是（　　）。

A. 幼儿在5岁以前基本上没有记忆策略　　B. 7岁的儿童在指导下不能运用记忆策略

C. 8岁的儿童不能主动运用记忆策略　　D. 12岁的儿童可以自主使用记忆策略

5. 个体一生中词汇量增加速度最快的时期是（　　）。

A. 幼儿期　　B. 童年期

C. 少年期　　D. 青年期

6. 童年期儿童思维发展的主要形式是（　　）。

A. 从动作思维向具体形象思维过渡　　B. 从动作思维向抽象逻辑思维过渡

C. 从具体形象思维向抽象逻辑思维过渡　　D. 从抽象逻辑思维向再造创造思维过渡

7. 儿童认为规则、规范是由权威人物制定不能更改，这是（　　）阶段的特点。

A. 前道德　　B. 道德

C. 他律道德　　D. 自律道德

8. 个体生长发育的第二加速期是（　　）。

A. 幼儿期　　B. 童年期

C. 青春期　　D. 青年期

9.（　　）是一种个人的虚构，是一种以个人的意愿作为独立推理体系的模式。

A. 独特自我　　B. 假想观众

C. 主体我　　D. 客体我

10. 青年期思维发展的阶段不包括(　　)。

A. 二元论阶段　　B. 相对性阶段

C. 实用性阶段　　D. 约定性阶段

11. 艾里克森认为青年期的发展任务是(　　)。

A. 获得勤奋感,克服自卑感

B. 自我同一性的确立,防止社会角色的混乱

C. 获得繁衍感,避免停滞感

D. 获得亲密感,避免孤独感

12. 中年期的性别角色发展趋势是(　　)。

A. 男性增强　　B. 女性增强

C. 男女同化　　D. 男女弱化

13. (　　)是老年期衰退最早、变化最明显的心理活动。

A. 注意　　B. 思维

C. 记忆　　D. 感知觉

14. 老年人幸福生活最主要的因素是(　　)。

A. 子女孝顺,主动帮助父母做事　　B. 子女有上进心,工作努力

C. 夫妻恩爱,家庭和谐　　D. 家庭成员间和睦相处

二、多项选择题

1. 人的心理发展的性质包括(　　)。

A. 整体性　　B. 社会性

C. 活动性　　D. 规律性

2. 以下属于新生儿的反射行为的有(　　)。

A. 围抱反射　　B. 条件反射

C. 抓握反射　　D. 定向反射

3. 幼儿口语表达能力的发展趋势包括(　　)。

A. 从对话语到独白语发展　　B. 从独白语到对话语发展

C. 从情境语向连贯语发展　　D. 从连贯语向情境语发展

4. 幼儿期游戏的社会性发展过程包括(　　)。

A. 独自游戏　　B. 非社会性游戏

C. 平行游戏　　D. 社会性游戏

5. 小学儿童的概括水平可分为(　　)。

A. 直观形象水平　　B. 形象抽象水平

C. 形象具体水平　　D. 初步本质抽象水平

6. 下列关于第二逆反期的说法中,正确的是(　　)。

A. 为独立自主意识受阻而抗争　　B. 反抗的对象主要是父母

C. 逆反期是正常心理的过程　　D. 要求人格独立,社会地位平等

7. 影响青少年辩证逻辑思维发展的因素包括(　　)。

A. 领会知识的深刻性　　B. 形式逻辑思维的发展水平

C. 个体思维品质的独立性　　D. 掌握知识的系统性

8. 青年提高自我概念认识水平的途径有(　　)。

A. 有意识通过各种学习方式进行自我探索

B. 通过成功体验来认识自己

C. 透过他人对自己的评价来认识自我

D. 通过对同龄人的认同感来认识自己

9. 卡特尔提出成人的智力可分为(　　)。

A. 情景智力　　B. 晶态智力

C. 液态智力　　D. 经验智力

10. 下列关于老年期的说法中,正确是(　　)。

A. 工作记忆容量的变小会导致记忆力下降

B. 老年人的不安全感增加,适应能力差

C. 60 岁以后进入明显的记忆衰退时期

D. 大脑的衰老会造成老年人的人格变化

答案详解

一、单项选择题

1. B。【解析】关于教育和教学如何促进心理发展,维果茨基提出了三个重要的问题:其一是"最近发展区"思想;其二是教学应当走在发展的前面;其三是学习和指导的最佳期限。

2. C。【解析】皮亚杰以认知结构来区分心理发展阶段,将认知发展分为感知运动阶段(0~2 岁左右)、前运算阶段(2 岁至六七岁)、具体运算阶段(六七岁至十一二岁)、形式运算阶段(十一二岁及以后)。

3. C。【解析】视觉悬崖实验发现六个多月的婴儿具有深度知觉。后来的研究进一步表明,两个月的婴儿也对深度不同的刺激有不同的反应(如心率变化)。

4. B。【解析】幼儿的记忆策略经历了以下三个阶段:(1)基本上没有记忆策略。5 岁以前儿童难以运用记忆策略。(2)经指导能够运用记忆策略。5 岁至八九岁儿童自己不太会主动运用记忆策略,但能够接受指导,在成人的帮助下,可以较好地使用记忆策略。(3)主动、自觉地运用记忆策略。10 岁以后,儿童主动地运用记忆策略的能力稳定发展。

5. A。【解析】幼儿期个体的词汇量增加速度达到最大。

6. C。【解析】从具体形象思维向抽象逻辑思维过渡是童年期儿童思维发展的主要形式,这是思维的主导类型发生质变的过程。

7. C。【解析】皮亚杰将童年期的道德认知发展分为三个阶段:前道德阶段、他律道德阶段、自律道德阶段。在前道德阶段,儿童只能直接接受行为的结果。在他律道德阶段,儿童认为规则、规范是由权威人物制定的,不能改变,必须严格遵守;对行为好坏的评定,只根据后果,而不是根据行为者的动机。自律道德阶段的特点主要有:认识到规则具有相对性,是可以改变的;对行为好坏的判断依据着重于主观动机或意图,而不只是后果。

8. C。【解析】青春期是个体生长发育的鼎盛时期。这个时期,身体和生理机能都发生急速变化,成为生长发育的高峰期,也就是第二加速期。这个时期,儿童的身高、体重、肩宽、胸围都发生非常明显的变化。

9. A。【解析】独特自我是一种个人的虚构,是一种以个人的意愿作为独立推理体系的模式。

10. C。【解析】帕瑞将青年期的思维发展分为三个阶段:二元论阶段、相对性阶段、约定性阶段。

11. B。【解析】获得勤奋感,克服自卑感是童年期的主要发展任务;获得繁衍感,避免停滞感是成年中期的主要发展任务;获得亲密感,避免孤独感是成年早期的主要发展任务。

12. C。【解析】在中年期,性别角色趋向"完美人格",表现为男性在原先的男性人格基础上逐渐表现出女性特征,女性逐渐表现出男性特征,被称为"男女同化"。

13. D。【解析】老年期衰退最早、变化最明显的心理活动是感知觉。其主要体现在:老年期视觉减退,老年期听觉减退,味觉、嗅觉和触觉迟钝。

14. C。【解析】根据"老年人健康所需的精神文化生活条件调查"结果显示,在"家庭"的四个条件中,75%的老年人选择"夫妻关系和睦,互敬互爱,感情上相互依恋,生活上相互照顾"。

二、多项选择题

1. ABCD。【解析】心理发展的性质包括心理发展的整体性、心理发展的社会性、心理发展的活动性、心理发展的规律性。

2. ACD。【解析】新生儿的无条件反射分为两大类:第一类是具有明显的生存意义的无条件反射,第二类被认为是没有明显适应价值的无条件反射。第一类无条件反射有食物反射、防御反射和定向反射等;第二类无条件反射有抓握反射、行走反射、游泳反射、围抱反射和巴宾斯基反射等。

3. AC。【解析】幼儿期是口语表达能力发展的关键期。幼儿口语表达能力发展有两个主要发展趋势:从对话语向独白语发展;从情境语向连贯语发展。

4. BCD。【解析】幼儿期游戏的社会性发展过程包括三个阶段:非社会性游戏、平行游戏、社会性游戏。独自游戏属于非社会性游戏阶段。

5. ABD。【解析】小学儿童概括能力的发展从对事物的外部感性特征的概括逐渐转为对事物本质属性的概括。小学儿童的概括水平可分为直观形象水平、形象抽象水平、初步本质抽象水平。

6. ABCD。【解析】少年期逆反期的表现有:(1)为独立自主意识受阻而抗争。(2)为社会地位平等的欲求不满而抗争。(3)观念上的碰撞。少年期反抗的对象主要是父母,但也具有迁移性。逆反期所要的独立自主性是要求人格独立,要求社会地位平等,要求精神和行为自主,反抗父母或有关方的控制。逆反期是儿童心理发展过程中的正常现象,是发展性现象。

7. ABCD。【解析】影响青少年辩证逻辑思维发展的因素有:领会和掌握知识的深刻度、广度、系统性;形式逻辑思维的发展水平;个体思维品质的批判性和独立性的发展。

8. ACD。【解析】自我概念认识水平提高的主要途径包括:透过他人对自己的评价来认识自我;通过对同龄人的认同感来认识自己;自我探索是自我认识发展的内动力。

9. BC。【解析】卡特尔提出特殊智力学说,认为成人智力有晶态智力和液态智力两种形式。

10. ABD。【解析】老年期的明显记忆衰退时期的起点是70岁。对老年期记忆减退的解释有两种:加工速度理论和工作记忆理论。其中工作记忆理论指出老年期记忆减退是由于工作记忆容量随年龄的增长而变小。老年期的人格特征包括不安全感、孤独感、适应性差、拘泥刻板性并趋于保守、回忆往事。大脑的衰老是造成老年人人格变化的生物学因素。

第四章　变态心理学与健康心理学知识

考纲图析

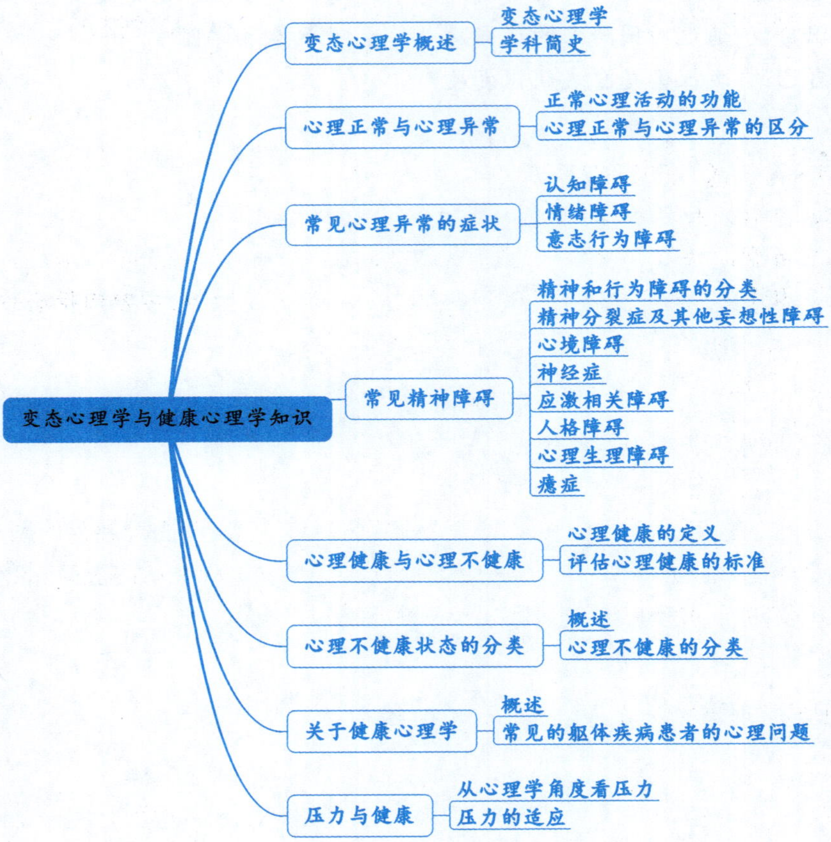

知识解读

第一节 变态心理学概述

一、变态心理学(识记)

1. 变态心理学

(1)心理与行为异常表现是变态心理学的研究对象。

(2)变态心理学研究的内容包括:

①心理异常的定义。

②心理异常的发生、特点、种类、性质、具体表现形式。

③心理异常对个体的影响,包括认知功能、痛苦体验、社会功能的损伤。

典题精练

【例1·单选题】变态心理学的探究对象不包括(　　)。

A. 心理异常的种类　　B. 心理异常的具体表现

C. 心理异常的转归　　D. 心理异常造成的社会功能损伤

C。【解析】变态心理学以心理与行为异常表现为研究对象,主要包括心理异常的定义,心理异常的发生、种类、性质和特点、具体表现形式以及心理异常造成的痛苦体验、认知功能和社会功能的损伤等。

2. 变态心理学与精神病学的关系

(1)相同点:二者的研究对象一致。

(2)不同点:变态心理学属于心理学范畴,侧重于研究和说明心理异常的基本性质和特点,研究个体生存环境和个体心理差异对心理异常的发生和发展的影响;精神病学属于医学范畴,侧重于对精神障碍进行诊断、治疗、转归、预防与康复。

二、学科简史(掌握)

1. 心理异常现象的解释

要　点	学　派	主要观点
早期观点	朴素唯物主义	公元前400年,希波克里特提出了体液学说
	宗教极端神秘主义	5世纪到16世纪,心理异常现象被看作是魔鬼附身,患者遭受了严酷的驱鬼手段
	唯物的思维	(1)1861年,布洛卡发现大脑额下回与语言运动功能的关系。 (2)帕斯德提出"细菌理论"

（续表）

要 点	学 派	主要观点
现代观点	精神分析	精神异常源于潜意识和性冲动
	行为主义	精神障碍源自条件反射
	人本主义	精神障碍是自我实现发生偏离引起的

2. 精神分析的理论解释

（1）精神分析的理论解释异常心理的两个命题是：

①心理过程主要是潜意识的。

②神经病和精神病的重要起因是性的冲动。

（2）根据以上两个基础命题，弗洛伊德提出：

①“力比多”是心理活动的动力——人类的生物本能。

②人所具有防止焦虑的能力称为“防御机制”。

③人的性心理发展在幼年期受“力比多”驱动。人的性心理的发展阶段可分为口欲期、肛欲期和生殖器期。

④“本我”“自我”“超我”活动的原则分别是“快乐原则”“现实原则”“道德原则”。

⑤与人的心理活动的潜意识、前意识和意识对应的本我、自我和超我构成了人格。

（3）固着、焦虑、压抑是造成人的异常心理的原因。

典题精练

【例 2 · 多选题】精神分析理论认为，心理异常的形成原因包括（　　）。

A. 焦虑　　B. 固着

C. 强烈刺激　　D. 内化

AB。【解析】精神分析理论对心理异常现象的说明是，人的异常心理是由固着、焦虑、压抑造成的。

【例 3 · 单选题】弗洛伊德将人们防止焦虑的能力叫做（　　）。

A. 本能动力　　B. 快乐原则

C. 心理异常　　D. 防御机制

D。【解析】弗洛伊德提出“防御机制”的概念，是指人具有防止焦虑的能力。

3. 行为主义的解释

通过高级神经活动学说，巴甫洛夫直接说明人的异常心理现象。

神经症和精神病产生的原因是兴奋和抑制的冲突。

行为主义心理学研究工作的一般技术路线是通过动物实验的结果，进而演绎和推论人的心理，再以人为实验对象，研究其行为并与动物实验结果相比较。

4. 人本主义心理学的解释

“潜能”具有趋向完善的性质及特点。

人本主义理论认为心理异常的主要原因是“潜能”趋向完善的特性受到阻碍。心理异常是"自我"无法实现的结果。

马斯洛认为心理异常最基本的表现是"存在焦虑",其是"存在"和"责任"的冲突。

第二节 心理正常与心理异常

一、正常心理活动的功能(掌握)

正常心理活动的功能包括:

(1)保障个体顺利地适应社会环境,健康地生存发展。

(2)保障个体正常地反映、认识客观世界的本质及其规律性。

(3)保障个体进行正常的人际交往,肩负相应的责任,使社会组织能够正常运行。

变态心理学认为心理异常是丧失了正常功能的心理活动。

二、心理正常与心理异常的区分(掌握)

1. 标准化区分

李心天提出了用于区分正常心理和异常心理的四类判别标准,即医学标准、统计学标准、内省经验标准和社会适应标准。

要　点	内　容
医学标准	该标准认为精神障碍是躯体疾病
统计学标准	(1)该标准认为人的心理特征符合正态分布。可根据个体心理偏离平均值的程度来决定其心理正常或异常。 (2)该标准的判断依据是统计数据,工具是心理测验。 (3)统计学标准的优点是操作简便易行,便于比较
内省经验标准	(1)病人的内省经验。 (2)观察者的内省经验
社会适应标准	该标准的判断依据是个体的行为是否符合社会认可的准则

2. 心理学的区分原则

从心理学角度,郭念锋提出区分心理的正常与异常的三原则,即主观世界与客观世界的统一性原则、心理活动的内在协调性原则、人格的相对稳定性原则。

要　点	内　容
主观世界与客观世界的统一性原则	(1)心理是对客观现实的反映。在形式和内容上,任何正常的心理活动或行为必须与客观环境保持一致。 (2)精神科临床诊断时,对精神障碍的判断依据是"自知力"是否完整。有无"现实检验能力"也可作为鉴别心理正常与异常的指标
心理活动的内在协调性原则	(1)人类的心理活动是一个整体。 (2)人类的各心理活动之间具有协调一致的关系
人格的相对稳定性原则	(1)个体在长期的生活中,会形成自己独特的人格心理特征。 (2)个体的人格具有相对稳定性

第三节　常见心理异常的症状

一、认知障碍(重点掌握)

1. 感知障碍

要　点	内　容
感觉障碍	(1)感觉减退。感觉减退的体现是病理性或功能性感觉阈限增高而对外界刺激的感受迟钝。感觉减退多见于木僵状态、抑郁状态及意识障碍患者,神经系统器质性疾病也常有感觉减退。 (2)感觉过敏。感觉过敏的体现是病理性或功能性感觉阈限降低而对外界低强度刺激产生的过强反应。感觉过敏多见于神经症或感染后虚弱状态患者。 (3)内感性不适。内感性不适的体现是躯体内部性质不明确、部位不具体的不舒适感,或难以忍受的异常感觉。内感性不适多见于抑郁状态、精神分裂症、神经症、脑外伤后综合征
知觉障碍	(1)错觉。在特定条件下产生的、带有固定倾向的、对客观事物歪曲的知觉就是错觉。 (2)幻觉。幻觉是一种精神病性症状,具有无对象性的知觉,感知到的形象不是由客观事物引起,并对此坚信不疑的特点。幻觉的分类有: ①幻觉根据感觉器官的不同,可分为幻听、幻视、幻嗅、幻味、幻触和内脏性幻觉。 a. 幻听。幻听见于多种精神疾病(如精神分裂症,器质性、心因性、功能性精神障碍等)。幻听包括言语性(在临床上最为常见)和非言语性的幻听。言语性幻听又分为评论性幻听、命令性幻听、争论性幻听。 b. 幻视。原始性幻觉是指缺乏具体形态和明确结构的幻视。幻视可见于脑器质性疾病、精神分裂症、高烧患者。 c. 幻嗅。幻嗅多见于精神分裂症,有时颞叶癫痫或颞叶肿瘤也可见。 d. 幻味。幻味主要见于精神分裂症。 e. 幻触。幻触多见于精神分裂症、癫痫等脑器质性精神障碍。 f. 内脏性幻觉。内脏性幻觉多见于精神分裂症或严重抑郁症发作。 ②幻觉按体验的来源,可分为真性幻觉和假性幻觉。 ③幻觉按产生的特殊条件,可分为功能性幻觉、思维鸣响、心因性幻觉等。 a. 在某个感觉器官处于功能活动状态的同时出现的幻觉就是功能性幻觉。功能性幻觉多见于精神分裂症,气功所致精神障碍或其他精神障碍也有时可见。 b. 思维鸣响(又称思维回响)。思维鸣响的表现是患者能听到自己所思考的内容。其多见于精神分裂症。 c. 心因性幻觉。由强烈的精神刺激引发的幻觉就是心因性幻觉。心因性幻觉仅见于应激相关的精神障碍、癔症等

（续表）

要　点	内　容
感知综合障碍	(1)视物变形症。视物变形症表现为患者在感知客观事物的个别属性，如长短、大小、远近时产生变形。 (2)非真实感。非真实感可见于抑郁症、神经症、精神分裂症。 (3)窥镜症。窥镜症可见于精神分裂症、脑器质性精神障碍

典题精练

【例4·多选题】内感性不适症状多见于(　　)患者。

A. 脑外伤后综合征　　B. 抑郁状态

C. 神经症　　D. 精神分裂症

ABCD。【解析】内感性不适是指躯体内部性质不明确、部位不具体的不舒适感，或有难以忍受的异常感觉。其多见于精神分裂症、抑郁状态、神经症和脑外伤后综合征。

【例5·单选题】患者在听收音机时能听到骂他的声音，关闭收音机时骂他的声音随即消失，这种幻觉是(　　)。

A. 功能性幻觉　　B. 思维鸣响

C. 内脏性幻觉　　D. 心因性幻觉

A。【解析】功能性幻觉指在某个感觉器官处于功能活动状态的同时出现的幻觉。功能性幻听与正常知觉同时出现、同时存在、同时消失，两者互不融合。思维鸣响多指患者能听到自己所思考的内容，多见于精神分裂症。心因性幻觉是由强烈的精神刺激引发的幻觉，其内容与精神刺激的因素有密切的联系，多见于应激相关精神障碍、癔症等。

2. 思维障碍

(1)思维形式障碍。思维形式障碍包括思维联想障碍和思维逻辑障碍两类。常见的思维形式障碍症状有：思维奔逸、思维迟缓、思维贫乏、思维不连贯、思维中断、思维插入和思维被夺、思维云集(又称强制性思维)、病理性赘述、病理性象征性思维、破裂性思维、逻辑倒错性思维、思维松弛或思维散漫、语词新作。

分　类	特　征	相关疾病
思维奔逸	讲话速度快、语量多、词汇丰富、口若悬河、滔滔不绝、诙谐幽默。严重者，随境转移	多见于躁狂状态或心境障碍躁狂发作
思维迟缓	主要临床表现是思维活动显著缓慢、联想困难、反应迟钝、思考问题吃力	多见于抑郁状态或心境障碍抑郁发作
思维贫乏	内容空虚，回答简单，概念和词汇贫乏，语速不慢等	多见于精神分裂症或器质性精神障碍痴呆状态
思维不连贯	在意识障碍时出现语词杂拌	多见于脑器质性和躯体疾病所致精神障碍有意识障碍时

（续表）

分　类	特　征	相关疾病
思维中断	意识清楚，但在明显不该停顿的地方，言语突然中断	多见于精神分裂症
思维插入和思维被夺	思维插入是指患者在思考的过程中，突然出现一些与主题无关的意外联想，且他对这部分意外联想有明显的不自主感，并认为这种思想不是属于他自己的，而是别人强加给他的，不受其意志的支配。 思维被夺是指患者在思考的过程中突然认为自己的一些思想，如灵感或思想火花，被外界的力量掠夺走了	多见于精神分裂症
思维云集（又称强制性思维）	一种不受患者意愿支配的思潮，强制性地大量涌现在脑内	多见于精神分裂症，也可见于脑器质性精神障碍
病理性赘述	语言啰嗦，细节描述过多	多见于脑器质性精神障碍
病理性象征性思维	某些特殊的、不经患者解释别人无法理解的含意的概念、词句或动作	多见于精神分裂症
破裂性思维	在意识清楚的情况下，思维联想过程破裂，谈话内容缺乏内在意义上的连贯性与应有的逻辑性	多见于精神分裂症
逻辑倒错性思维	思维联想过程中逻辑性的明显障碍	多见于精神分裂症
思维松弛或思维散漫	联想松弛、内容散漫。在交谈中，常表现出“答非所问”	可见于精神分裂症早期
语词新作	患者自己会创造一些文字、图形或符号，并赋予其特殊的含意	多见于精神分裂症

典题精练

【例6·单选题】在意识障碍的情况下出现词语杂拌属于（　　）。

A. 思维松弛　　B. 破裂性思维

C. 思维散漫　　D. 思维不连贯

D。【解析】在意识障碍的情况下出现的词语杂拌属于思维不连贯；严重的破裂性思维表现在意识清楚，出现词语杂拌；思维松弛或思维散漫表现在联想松弛、思维散漫。

（2）思维内容障碍。其包括妄想、强迫观念和超价观念。

①妄想。这是一种脱离现实的病理性思维。其特点主要有：

a. 以自己为参照系，具有自我卷入性。

b. 在毫无根据的设想基础上进行推理，违背思维逻辑，得出不符合实际的结论。

c. 容易相信不符合实际的结论，且不能通过摆事实讲道理、知识教育以及自己的亲身经历来纠正。

妄想按其主要内容，可分为关系妄想、被害妄想、自罪妄想、钟情妄想、夸大妄想、嫉妒妄想、疑病妄想、特殊意义妄想、内心被揭露感及物理影响妄想。

要 点	症 状	相关疾病
关系妄想	对于现实中与患者无关的事情，患者认为与他本人有关系	多见于精神分裂症
被害妄想	患者坚信其周围的某人或某些团伙对他进行跟踪监视、陷害、打击，甚至在其食物和饮水中放毒等谋财害命活动	多见于精神分裂症、偏执性精神障碍
自罪妄想（又称为罪恶妄想）	在毫无根据的情况下，患者认为自己犯了严重的错误及罪行，甚至罪大恶极，死有余辜，应受惩罚，以至拒食或要求劳动改造以赎其罪	可见于情绪性精神障碍抑郁发作、精神分裂症等
钟情妄想	患者坚信某异性对自己产生了爱情，对方的严词拒绝会让其认为对方是在考验自己对爱情的忠诚	多见于精神分裂症
夸大妄想	患者常常夸大自己的财富、权利、地位、能力等	可见于情绪性精神障碍躁狂发作、精神分裂症和脑器质性精神障碍
嫉妒妄想	患者坚信其配偶对自己不忠，另有外遇	多见于精神分裂症、酒精中毒性精神障碍、更年期精神障碍等
疑病妄想	在毫无根据的情况下，患者坚信自己患了某种严重躯体疾病或不治之症，到处求医，其歪曲的信念通过一系列详细检查和多次反复的医学验证不能得到纠正	多见于精神分裂症，也可见于更年期和老年期精神障碍
特殊意义妄想	患者认为周围人的言行和日常的举动，不但与他有关，而且有一种特殊的含义	—
内心被揭露感	未经自己语言文字的表达，患者认为别人知道其内心的想法或本人及其与家人之间的隐私	多见于精神分裂症
物理影响妄想	患者认为外界某种力量支配、控制和操纵自己的思维、意志、情绪、行为，自己不能自主	多见于精神分裂症

妄想按照其起源以及与其他精神症状的关系，可分为原发性妄想和继发性妄想。

妄想
- 原发性妄想（突然发生、内容不可理解、与既往经历和当前处境无关）
  - 突发性妄想——妄想的产生非常突然，找不到任何心理学上的解释
  - 妄想知觉——患者突然对正常知觉体验赋以妄想性意义
  - 妄想心境——患者对他所熟悉和环境突然感到气氛不对，周围环境已经发生了某种对他不利的变化，使得患者有某种不祥的预感
- 继发性妄想——以错觉、幻觉、情绪高涨或低落等精神异常为基础所产生的妄想，或者在某些妄想基础上产生另一种妄想

典题精练

【例7·单选题】患者对他所熟悉的环境突然感觉气氛不对，觉得周围环境已经发生了某种对他不利的变化，使其有不祥的预感，这种症状是（　　）。

A. 妄想心境　　B. 被害妄想

C. 非真实感　　D. 影响妄想

A。【解析】妄想心境是指患者对他所熟悉的环境突然感到气氛不对，周围环境已经发生了某种对他不利的变化，使得患者有某种不祥的预感。

②强迫观念（又称强迫性思维）。某一种观念或概念反复地出现在患者的脑海中就是强迫观念。患者知道这种想法是不必要的，甚至是荒谬的，并力图加以摆脱，但是事与愿违，摆脱不了。

强迫观念表现为强迫性回忆（反复回忆某些事情经过）、强迫性穷思竭虑（反复思索某些毫无意义的问题）、强迫性计数（反复对高层建筑物的层数进行计数）、强迫性怀疑（总是怀疑自己的行动是否正确）、强迫性对立观念（脑中总是出现一些对立的观念），常伴有强迫动作。

③超价观念。超价观念是一种在意识中占主导地位的错误观念，多见于人格障碍和心因性精神障碍患者。

3. 注意障碍、记忆障碍和智能障碍

（1）注意障碍。注意障碍在临床上的表现主要为注意减弱、注意狭窄。

①注意减弱体现在患者主动及被动注意的兴奋性减弱，容易导致注意疲劳，注意力不集中等现象，记忆力也会受到不好的影响。注意减弱多见于神经衰弱症状群、脑器质性精神障碍和意识障碍时。

②注意狭窄体现在患者的注意范围显著缩小，主动注意减弱。注意狭窄见于有意识障碍时、激情状态、专注状态和智能障碍患者。

（2）记忆障碍。记忆障碍主要包括记忆减退、记忆增强、遗忘、虚构、错构。

要　点	症　状	相关疾病
记忆减退	远记忆力和近记忆力减退	常见于脑器质性精神障碍

（续表）

要　点	症　状	相关疾病
记忆增强	病前不重要的事情都能回忆起来，是一种病理的记忆增强	见于情绪性精神障碍躁狂发作或抑郁发作、偏执状态
遗忘	顺行性遗忘	多见于脑震荡、脑挫伤患者等
	逆行性遗忘	—
	心因性遗忘	可见于癔症
虚构	患者将过去事实上从未发生过的事情，说成是确有其事	多见于慢性酒中毒性精神障碍、脑器质性精神障碍
错构	患者记忆的错误，对过去曾经历过的事情，在发生的时间、地点、情节上出现错误的回忆，并坚信不移	多见于脑器质性疾病

典题精练

【例 8 · 单选题】对脑外伤性精神障碍的诊断有参考价值的症状是（　　）。

A. 顺行性遗忘　　B. 心因性遗忘

C. 逆行性遗忘　　D. 选择性遗忘

C。【解析】逆行性遗忘指患者忘掉受伤前一段时间的经历。典型的逆行性遗忘对于脑外伤性精神障碍的诊断有参考价值。

（3）智能障碍。智能包括记忆力、注意力、理解力、判断力、分析综合能力、一般知识的保持和计算力等。

智能障碍在临床上分为两大部分，即精神发育迟滞和痴呆。

①精神发育迟滞。精神发育迟滞指先天或围生期或在生长发育成熟以前，在多种致病因素作用下，大脑发育不良或受阻，导致智能发育停留在某一阶段，不能随着年龄的增长而增长。

精神发育迟滞的原因有遗传、感染、中毒、头部外伤、内分泌异常或缺氧等。

②痴呆。痴呆是一种综合征（症候群）。

痴呆的主要临床表现是记忆力、计算能力下降，分析综合判断推理能力下降，后天获得的知识丧失，工作、学习能力下降或丧失，甚至生活不能自理，并伴有精神和行为异常。例如行为幼稚、思维贫乏、情绪淡漠、原始本能的意向活动亢进等。临床上绝大多数的痴呆是脑器质性的，但需与假性痴呆进行鉴别。

4. 自知力障碍

患者对其自身精神病态的认识及批判能力就是自知力。

医学上所谓的有自知力是指神经症患者通常能认识到自己的不适,并能主动叙述其病情,要求治疗。

医学上所谓的无自知力是指随着精神障碍患者的病情的进展,其丧失了对精神病态的认识及批判能力,认为自己没有精神障碍,甚至拒绝治疗。

精神科用来判断患者是否有精神障碍、精神障碍的严重程度以及疗效的重要指征之一是自知力。

二、情绪障碍(重点掌握)

1. 以程度变化为主的情绪障碍

(1)情绪低落。情绪低落构成抑郁状态时,多见于心境障碍抑郁发作,也可见于器质性和躯体疾病所致精神障碍。

(2)情绪高涨。情绪高涨构成躁狂状态时,多见于心境障碍躁狂发作。

(3)恐怖。恐怖多见于恐惧神经症。

(4)焦虑。焦虑多见于焦虑神经症、惊恐障碍。

1894 年,Freud 主张将焦虑神经症从神经衰弱里分离出来,标志着近一个世纪以来大规模研究焦虑的开端。他将焦虑分为:

①客体性焦虑(恐惧)。客体性焦虑又分为原发的客体性焦虑、继发的客体性焦虑两种。

②道德性焦虑。其患者认为危险来自超我,被体验为耻感和罪感。

③神经性焦虑。该焦虑是意识不到的焦虑,是阻抑在无意识里的焦虑,本能冲动是造成焦虑的威胁。

基于文献复习和临床实践,A. Lewis 认为焦虑作为一种精神病理现象,其临床表现具有以下几个特点:

①焦虑是一种情绪状态,患者基本的内心体验是害怕,如忐忑不安、提心吊胆、极端惊恐或恐怖。

②这种情绪指向未来,它意味着某种威胁或危险,即将到来或立刻就要发生。

③这种情绪是不快的、痛苦的,可以有一种死亡来临或马上就要虚脱昏倒的感觉。

④实际上并没有任何威胁、危险,或者用合理的标准来衡量,诱发焦虑的事件与焦虑的严重程度不相称。

⑤与焦虑的体验同时,患者有躯体不适感、精神运动性不安、植物功能紊乱。

通过对其临床表现归并和简化,我们发现,焦虑症状主要包括:

①患者具有与处境不相称的痛苦情绪体验。其典型的形式是没有确定的客观对象和具体而固定的观念内容的提心吊胆,文献中常称为漂浮焦虑(或无名焦虑)。

②患者的精神运动性不安。其典型表现是坐立不安、来回走动、奔跑喊叫、不自主的震颤或发抖。

③患者伴有身体不适感的自主神经功能障碍。如头晕、胸闷、出汗、口干、尿频、尿急等躯体方面的症状。

2. 以性质改变为主的情绪障碍

要　点	症　状	相关疾病
情绪淡漠	患者缺乏相应的情绪反应，对周围的事情漠不关心，表情呆板，内心体验缺乏	多见于： (1)精神分裂症衰退期。 (2)脑器质性精神障碍
情绪迟钝	一般情况下，患者缺乏相应的情绪反应，对应该有情绪反应的事情反应平淡。 情绪迟钝包括患者正常情绪反应量的减少，患者的一些高级的、人类所特有的、很精细的情绪（例如责任感、义务感、劳动感、荣誉感等）逐渐受损，但还未完全丧失	多见于： (1)精神分裂症早期。 (2)脑器质性精神障碍
情绪倒错	患者的情绪反应与现实刺激的性质不相称或与思维内容不协调	多见于精神分裂症

典题精练

【例9·单选题】患者不但正常情绪反应量减少，并且劳动感、荣誉感、责任感等逐渐受损，这种症状是（　　）。

A. 情绪迟钝　　B. 情绪低落

C. 情绪淡漠　　D. 情绪倒错

A。【解析】情绪迟钝的患者对一般情况下能引起鲜明情绪反应的事情反应平淡，缺乏相应的情绪反应。情绪迟钝不仅指正常情绪反应量的减少，更具特征性的是患者的一些高级的、人类所特有的、很精细的情绪（例如劳动感、荣誉感、责任感、义务感等）逐渐受损，但是还没有达到完全丧失的程度。

3. 脑器质性损害的情绪障碍

要　点	症　状	相关疾病
易激惹	患者轻易会因为一些细小的事情而引起强烈的情绪反应，但其持续时间一般比较短暂	(1)常见于脑器质性精神障碍。 (2)可见于躁狂状态等功能性精神疾病
情绪脆弱	患者往往因为一些细小或无关紧要的事情而变得兴奋激动或伤心落泪，无法克制	(1)常见于脑动脉硬化性精神障碍。 (2)可见于神经症的神经衰弱

（续表）

要　点	症　状	相关疾病
欣快	欣快的患者经常面带单调并且刻板的笑容，其本身说不清高兴的原因，所以给人以呆傻、愚蠢的感觉	可见于： （1）麻痹性痴呆。 （2）脑动脉硬化性精神障碍
强制性哭笑	在没有任何外界因素的影响下，患者突然出现不能控制的和没有丝毫感染力的面部表情	常见于脑器质性精神障碍

三、意志行为障碍（重点掌握）

要　点	内　容
意志缺乏	（1）意志缺乏患者的表现是缺乏应有的主动性及积极性，行为被动，生活极端懒散，个人及居室卫生极差。其病症严重时，自卫、摄食及性的本能都会丧失。 （2）意志缺乏多见于精神分裂症精神衰退时，也可见于痴呆患者
意志减退	患者的意志活动减少就是意志减退。 意志活动减少常见于抑郁状态和意志减退： （1）患者在抑郁状态下，受情绪低落的影响，总觉得做不了事，或因为愉快感缺失，对周围的一切都没有兴趣，觉得干什么都没有意思，以至意志消沉，使其学习、工作或家庭生活受到明显的影响。一般来说，患者对其自身的这些变化，还是能够意识到的，其自知力可能部分存在。 （2）患者在意志减退状态下，其表现症状与程度较轻的意志缺乏相一致，即意志低下患者。 抑郁状态的患者和意志减退的患者的共同点是：他们的意志活动较正常时，都有明显地减少。 抑郁状态的患者和意志减退的患者的不同点是：他们的内心情绪体验不同，疾病诊断有别，治疗方案各异
意志增强	患者意志活动的增多，不同的精神障碍有不同的表现症状。 （1）对于有被害妄想的患者来说，其受妄想的支配，不断地进行调查了解，寻找所谓的证据或到处控告等。 （2）对于躁狂情绪高涨状态的患者来说，其表现为终日不知疲倦地忙碌，但做事只是一时热度，最终一事无成

（续表）

要　点	内　容
精神运动性抑制	精神运动性抑制主要表现为： (1)木僵。木僵又分为： ①亚木僵。 ②紧张性木僵(精神分裂症紧张型)。 ③抑郁症的抑郁性木僵。 ④心因性精神障碍的心因性木僵。 ⑤脑器质性精神障碍的器质性木僵等。 (2)违拗。违拗多见于精神分裂症紧张型,其分为： ①主动性违拗。主动性违拗是指患者对于别人要求他做的动作,不仅不执行,反而做出与要求完全相反的动作。 ②被动性违拗。被动性违拗是指患者对别人的要求不做出任何行为反应。 (3)模仿动作。模仿动作多见于精神分裂症紧张型,也可见于脑器质性精神障碍等其他精神障碍。其主要临床表现是木僵。 (4)刻板动作。刻板动作多见于精神分裂症紧张型。 (5)被动性服从。被动性服从见于精神分裂症紧张型。 (6)蜡样屈曲。蜡样屈曲多见于精神分裂症紧张型。其患者表现为木僵状态,且其肢体任人摆布。 (7)强迫动作。强迫动作多见于强迫症,也可作为强迫状态的一部分见于精神分裂症。 (8)缄默。缄默多见于精神分裂症紧张型、癔症患者。其患者表现为缄默不语,也不回答问题,但有时可以用手势或点头、摇头示意,或通过写字和别人进行交流。 (9)意向倒错。意向倒错见于精神分裂症青春型。 (10)作态。作态多见于精神分裂症青春型
精神运动性兴奋	精神运动性兴奋分为两种,即协调性精神运动性兴奋和不协调性精神运动性兴奋。 (1)协调性精神运动性兴奋多见于情绪性精神障碍躁狂发作。 (2)不协调性精神运动性兴奋多见于精神分裂症的青春型或紧张型,也可见于意识障碍的谵妄状态时

第四节　常见精神障碍

一、精神和行为障碍的分类(识记)

ICD－10将精神和行为障碍分为：

(1)心境障碍。

(2)使用精神活性物质引起的精神和行为障碍。

(3)精神分裂症、分裂型障碍和妄想性障碍。

(4)器质性精神障碍。

(5)神经症性、应激相关的以及躯体形式障碍。

(6)与生理紊乱和躯体因素有关的行为综合征。
(7)未特指的精神障碍。
(8)精神发育迟滞。
(9)成人人格和行为障碍。
(10)通常起病于童年与青少年期的行为和情绪障碍。
(11)心理发育障碍。

二、精神分裂症及其他妄想性障碍(掌握)

要　点	内　容
精神分裂症	(1)精神分裂症是一种病因未明的常见精神障碍,具有感知、情绪、思维、意志和行为等多方面的障碍,发作期个体的自知力基本丧失。 (2)精神分裂症的特征是精神活动的不协调和脱离现实。 (3)精神分裂症多起病于青壮年,其表现是缓慢起病,病程迁延,部分患者可发展为精神活动的衰退
妄想性障碍(又称偏执性精神障碍)	(1)妄想性障碍的临床上表现为单一的或一整套相关的妄想,并且该妄想通常是持久的,甚至终身存在。 (2)患有妄想性障碍前的个体人格多具固执、敏感、猜疑、主观、好强等特征
急性短暂性精神障碍	急性短暂性精神障碍的共同特点主要包括: (1)在两周内急性起病。 (2)起病前有相应的心因。 (3)以精神病性症状为主。 (4)在2~3个月内可完全恢复

典题精练

【例10·多选题】关于急性短暂性精神障碍,下列说法正确的是(　　)。

A. 两天内急性起病　　B. 起病前有相应的心因

C. 病前人格多固执、猜疑　　D. 2~3个月内可完全恢复

BD。【解析】急性短暂性精神障碍的共同特点主要包括:(1)在两周内急性起病。(2)以精神病性症状为主。(3)起病前有相应的心因。(4)在2~3个月内可完全恢复。

三、心境障碍(重点掌握)

心境障碍是以明显而持久的情绪高涨或情绪低落为主的一组精神障碍。

要　点	特　点	发作形式
抑郁发作	(1)思维缓慢。 (2)情绪低落。 (3)语言动作减少及迟缓	(1)轻型抑郁症。 (2)有精神病性症状抑郁症。 (3)无精神病性症状抑郁症。 (4)复发性抑郁症

（续表）

要 点	特 点	发作形式
躁狂发作	(1)思维奔逸。 (2)情绪高涨。 (3)精神运动性兴奋	(1)轻型躁狂。 (2)有精神病性症状躁狂。 (3)无精神病性症状躁狂。 (4)复发性躁狂症
持续性心境障碍	持续性并常有起伏的心境障碍，每次发作极少严重到足以描述为轻躁狂，甚至不足以达到轻度抑郁	(1)恶劣心境(持续出现心境低落)。 (2)环性心境障碍(反复出现心境高涨或低落)
双相障碍	情绪高涨与情绪低落交错发作	—

典题精练

【例 11 · 多选题】抑郁发作的特点包括(　　)。

A. 思维缓慢　　B. 语言动作迟缓

C. 情绪低落　　D. 语言动作减少

ABCD。【解析】抑郁发作属于心境障碍，常见于轻型抑郁症、无精神病性症状抑郁症、有精神病性症状抑郁症、复发性抑郁症。其特点是：情绪低落、思维缓慢、语言动作减少和迟缓。

四、神经症(重点掌握)

1. 神经症的含义

许又新认为，神经症是一种精神障碍，其主要表现是持久的心理冲突，患者觉察到或体验到这种冲突并因之而深感痛苦且妨碍心理功能或社会功能，但没有任何可证实的器质性病理基础。

2. 神经症的特点

(1)精神痛苦。

(2)持久性。

(3)意识的心理冲突。

(4)没有任何器质性病变作为基础。

(5)妨碍患者心理功能或社会功能。

典题精练

【例 12 · 多选题】以下关于神经症特点的说法中，正确的有(　　)。

A. 不能意识到心理冲突　　B. 持续时间较长

C. 患者感到精神痛苦　　D. 社会功能出现损害

BCD。【解析】A 项错误，神经症患者具有自知力，可以觉察到自己的心理冲突。

3. 心理冲突类型

神经症的临床评定方法的关键是深入了解病人的心理，弄清楚心理冲突的性质。心理冲突从现象或事实的角度划分，可分为常形与变形。

(1)心理冲突的常形的特点有：

①与现实处境有直接的联系，涉及公认的重大生活事件。

②有明显的道德性质。

(2)心理冲突的变形的特点有：

①与现实处境没有什么关系(或涉及的是生活中的琐事，大多不值得操心)。

②不带明显的道德色彩。

典题精练

【例 13・单选题】区别常形与变形心理冲突最主要的依据之一是(　　)。

A. 精神痛苦的程度　　B. 诱发冲突的刺激的强弱

C. 是否有明显的道德色彩　　D. 心理冲突持续的时间

C。【解析】心理冲突有常形和变形两种，常形冲突与现实处境直接联系，有明显的道德性质；变形冲突与现实处境无关，不带有明显的道德色彩。

4. 许又新教授的神经症的临床评定方法

要　点	内　容
病程	(1)短程，3 个月之内，评分 1。 (2)中程，3 个月到 1 年，评分 2。 (3)长程，1 年以上，评分 3
精神痛苦的程度	(1)轻度病人，经自我调节可摆脱，评分 1。 (2)中度病人，不能主动摆脱，需要借住他人的帮助或改变处境后才能摆脱，评分 2。 (3)重度病人，经他人帮助、异地休养、娱乐等还是不能完全摆脱，评分 3
社会功能	(1)不影响工作、学习和人际交往，或者只有轻微影响，评分 1。 (2)中度社会功能受损，工作学习的效率明显下降，以至于不得不改变工作或减轻工作量。人际交往能力下降，甚至尽量避免去某些场合，评分 2。 (3)重度社会功能受损，对求助者的工作学习能力影响严重，以至于需要休病假或退学，或完全避免某些必要的社会交往活动，评分 3

总评分为 3 分的，尚不能确诊为神经症；评分为 4 ~ 5 分的，为可疑病例，需要进一步观察分析才能确诊；评分不小于 6 分的，可诊断为神经症。

在评定求助者的精神痛苦程度和社会功能时，时间太短可能会做出不准确的判断，需以近三个月的情况为参照。

五、应激相关障碍（又称为反应性精神障碍或心因性精神障碍）（重点掌握）

应激相关障碍是一组主要由心理、社会（环境）因素引起的异常心理反应而导致的精神障碍。

要　点	内　容
创伤后应激障碍	创伤后应激障碍是指患者在遭受强烈的或灾难性精神创伤事件后，延迟出现、长期持续的精神障碍，又称延迟性心因性反应。其病程呈波动性。 从创伤到发病间的潜伏期可从数周到数月不等。 创伤后应激障碍的患者主要表现是： （1）对创伤性经历的选择性遗忘。 （2）创伤性体验反复重现。 （3）常有自主神经过度兴奋，伴有过度警觉、失眠。 （4）在麻木感和情绪迟钝的持续背景下，发生与他人疏远、快感缺失、对周围环境漠无反应、回避易联想起创伤经历的活动及情境。 （5）焦虑、抑郁与上述表现相伴随，可有自杀观念
适应障碍	适应障碍通常在遭遇生活事件后 1 个月内起病，病程一般不超过 6 个月。 适应障碍的患者主要表现为： （1）无力应付的感觉，无从计划或难以维持现状。 （2）可伴随品行障碍，特别是青少年。 （3）抑郁心境、烦恼、焦虑，或这些情绪的混合。 （4）一定程度的处理日常事务能力受损
急性应激障碍	患者在遭受急剧、严重的精神打击下，在数分钟或数小时内发病，其病程是数小时至数天。 其主要表现为： （1）意识障碍、意识范围狭窄，定向障碍，言语缺乏条理，对周围事物感知迟钝。 （2）可出现人格解体，有强烈恐惧，精神运动性兴奋或精神运动性抑制

典题精练

【例 14 · 多选题】急性应激障碍的症状包括（　　）。

A. 选择性遗忘　　B. 意识范围狭窄

C. 定向障碍　　D. 精神运动性兴奋

BCD。【解析】急性应激障碍的患者在遭受急剧、严重的精神打击后，在数分钟或数小时内发病，病程为数小时至数天。其症状有：意识障碍、意识范围狭窄，定向障碍，言语缺乏条理，对周围事物感知迟钝；可出现人格解体，有强烈恐惧，精神运动性兴奋或精神运动性抑制。

六、人格障碍（掌握）

要　点	特　点
偏执性人格障碍	（1）猜疑。 （2）固执己见
反社会性人格障碍	行为不符合社会规范，经常违法乱纪，对人冷酷无情
依赖性人格障碍	（1）依赖、不能独立解决问题。 （2）经常感到自己无助、无能、缺乏精力。 （3）怕被人遗弃
分裂样人格障碍	（1）观念、行为、外貌装饰奇特。 （2）情绪冷漠、人际关系明显缺陷
冲动性人格障碍（又称攻击性人格障碍）	阵发性情绪爆发，伴有明显冲动性行为
强迫性人格障碍	要求过分严格、完美无缺
表演性人格障碍（又称癔症性人格障碍）	过分感情用事或夸张言行以吸引他人注意
焦虑性人格障碍	（1）一贯感到紧张、提心吊胆、不安全、自卑。 （2）总是需要被人喜欢和接纳。 （3）对拒绝和批评过分敏感。 （4）有回避某些活动的倾向（因习惯性地夸大日常处境中的潜在危险）

典题精练

【例 15 · 单选题】以观念、行为、外貌装饰奇特，情绪冷漠、人际关系明显缺陷为特点的是（　　）人格障碍。

A. 偏执性　　　　B. 冲动性

C. 分裂样　　　　D. 表演性

C。【解析】偏执性人格障碍以猜疑和固执己见为特点；冲动性人格障碍以阵发性情绪爆发，伴明显冲动性行为为特点；分裂样人格障碍以观念、行为、外貌装饰奇特，情感冷漠、人际关系明显缺陷为特点；表演性人格障碍以过分感情用事或夸张言行以吸引他人注意为特点。

七、心理生理障碍(识记)

与心理因素相关、以生理活动异常为表现形式的精神障碍就是心理生理障碍。

分 类	内 容
进食障碍	(1)神经性贪食。 (2)神经性厌食。 (3)神经性呕吐
睡眠障碍	(1)失眠症。 (2)嗜睡症。 (3)某些发作性睡眠异常情况(如睡行症、梦魇、夜惊等)

八、癔症(识记)

1. 癔症的概念

癔症是一种没有器质性病变,以人格倾向为基础,由心理社会(环境)因素引起的精神障碍,又称为歇斯底里。

2. 癔症分类

(1)分离性障碍(又称癔症性精神障碍)。分离性障碍是癔症较常见的表现形式,其具体包括:

①癔症性假性痴呆。

②情感爆发。

③癔症性意识障碍。

④癔症性漫游。

⑤癔症性身份障碍。

⑥癔症性遗忘。

⑦癔症性精神病等。

(2)转换性障碍(又称癔症性躯体障碍)。转换性障碍表现为:

①感觉障碍。感觉障碍包括感觉缺失、感觉过敏、感觉异常、癔症性失聪、癔症性失明与管视等。

②运动障碍。运动障碍包括局部肌肉抽动或阵挛、痉挛发作、行走不能、肢体瘫痪等。

转换性障碍具有多种检查均不能发现神经系统及内脏器官有相应的器质性病变的特点。

(3)癔症的特殊表现形式是流行性癔症(或称癔症的集体发作)。

第五节 心理健康与心理不健康

一、心理健康的定义(识记)

1946 年,第三届国际心理卫生大会认定心理健康的标志是:

(1)身体、智力、情绪十分协调。

(2)适应环境,人际关系中彼此能谦让。

(3)有幸福感。

(4)在职业工作中,能充分发挥自己的能力,过着有效率的生活。

心理形式协调、内容与现实一致和人格相对稳定的状态就是心理健康。

二、评估心理健康的标准(掌握)

1. 评估心理健康的三标准

1988 年,许又新提出心理健康可以用体验标准、操作标准、发展标准三类标准去衡量。同时指出,评估时要把三类标准联系起来综合地加以考察和衡量,而不能孤立地只考虑某一类标准。

要　点	内　容
体验标准	(1)体验标准以个人的主观体验和内心世界的状况作评估。 (2)体验标准主要包括是否有良好的心情、恰当的自我评价等
操作标准	(1)通过观察、实验、测验等方法考察心理活动的过程及效应就是操作标准。 (2)操作标准的核心是效率。 (3)操作标准主要包括个人心理活动的效率和个人的社会效率或社会功能(如人际关系和谐与否、工作及学习效率高低)
发展标准	发展标准的工作重点是对人的个体心理发展状况进行纵向考察与分析

2. 心理健康水平的十标准(1986 年,郭念锋在《临床心理学概论》一书中提出)

要　点	内　容
周期节律性	在形式和效率上,人的心理活动都有着自己内在的节律性。探查这种客观节律的变化的指标是心理活动的效率
心理活动强度	(1)对于精神刺激的抵抗能力称为心理活动强度。在遭遇精神打击时,对于同一类精神刺激,不同的人反应各不相同。 (2)心理活动强度主要和人的认识水平有关,也会受到人的生活经验、当时所处的环境条件、固有的性格特征以及神经系统的类型的影响
心理活动耐受力	心理活动耐受力是将长期经受精神刺激的能力看作衡量心理健康水平的指标
暗示性	(1)对于易受暗示的人来说,周围环境的无关因素容易引起他们情绪的波动和思维的动摇,他们有时表现为意志力薄弱。 (2)女性与男性相比较易受暗示
意识水平	(1)注意力品质的好坏是评价意识水平高低的客观指标。 (2)随着注意力水平的降低,意识活动的有效水平将会被影响。思想不能集中的程度越高,心理健康水平就越低,由此而造成的其他后果也越严重
心理自控力	(1)在人的自觉控制下,情绪的强度、情绪的表达、思维方向和思维过程纷纷实现。 (2)人的心理健康水平与对情绪、思维和行为的自控程度密切相关

（续表）

要 点	内 容
康复能力	心理康复能力是指个体从创伤刺激中恢复到往常水平的能力
社会交往	(1)充分的社会交往是人类的精神活动得以产生和维持的重要支柱。 (2)一个人能否正常与人交往是一个人的心理健康水平的标志。 (3)“接触不良”是指一个人毫无理由地与亲友和社会中其他成员断绝来往,或变得十分冷漠的精神障碍症状。 (4)躁狂状态是指一个人过分地进行社会交往,与任何素不相识的人也可以“一见如故”
自信心	(1)自我评估有估计过高和估计过低两种倾向。估计过高是盲目的自信,估计过低是盲目的不自信。 (2)一个人是否有恰如其分的自信是精神健康的一个标准
环境适应能力	积极地去改变环境是主动适应的内涵;躲避环境的冲击是消极适应的内涵

3. 相关概念的区分及其内涵

(1)心理正常。不包含有精神障碍症状的心理活动或变态心理学中说的具备正常功能的心理活动称为“心理正常”。

(2)心理不正常。有典型精神障碍症状的心理活动称为“心理不正常”(即变态心理学中提到的“心理异常”)。

“心理健康”和“心理不健康”都属于心理正常范围。

(3)健康心理和不健康心理的具体内涵包括:

①从动态的角度看,健康心理是指在常规条件下,为应对千变万化的内、外环境,个体围绕某一群体的心理健康常模,在一定(两个标准差)范围内不断上下波动的相对平衡过程。

②从静态的角度看,在某一时段内展现着自身的正常功能称为健康心理。

③“健康心理”涵盖着一切有利于个体生存发展及稳定生活质量的心理活动。

④“健康心理活动”是一种处于动态平衡的心理过程。“不健康心理活动”是一种处于动态失衡的心理过程。

(4)心理不健康状态主要分为:

①一般心理问题。

②严重心理问题。

③神经症性心理问题(可疑神经症)。

第六节 心理不健康状态的分类

一、概述(掌握)

1. 用途

(1)使咨询心理学与邻近学科相区分。

(2)自我心理保健的需要。

(3)咨询方案的制定。

(4)职业培训。教给别人在心理健康咨询中如何掌握、应用咨询技能是职业培训的主要任务。

(5)疗效评估。

(6)心理健康问题的深入研究。

(7)限定心理健康咨询范围。严格地将心理健康咨询限制在本学科范围之内的具体做法是划定工作对象,并将它们纳入分类诊断系统。

(8)心理健康状况调查。

(9)进行合理的临床诊断。

2. 效度

效度是确定“心理不健康状态”真实存在的标尺。

要　点	内　容
症状学效度	作为心理不健康状态的某一类别,是否有独立的、稳定的“心理不健康特征”及“心理不健康特征组合”就是症状学效度。 (1)临床经验证实“心理不健康特征”的真实性。 (2)情绪心理学说明“心理不健康特征组合”的真实性
预测效度	(1)对自然发展的预期。进入“心理不健康状态”之后的自然发展历程,由于各人的年龄、性别、个性特征、环境条件而变化、所蒙受刺激的性质等条件会不同,其结果有: ①有些人在三个月内有可能自行缓解。 ②主、客观条件较差,导致短期内得不到化解。不良情绪、行为迁延的时间过久,会出现“杯弓蛇影”的情况。 ③若心理健康状况长时间得不到改善,会导致情绪的自控能力下降,心理抗压能力和耐受性逐渐下降,心理冲突发生变形,生活和社会功能受到一定影响,成为神经症的易感者。 (2)外界干预下的预期。对心理不健康状态的干预有: ①非专业的社会支持。个体心理不健康状态出现后,其亲朋好友、社会福利或援助等机构,出自道义与关心爱护,对其给予精神或物质的支持和帮助称为非专业的社会支持。 ②专业的心理咨询。有资质的心理咨询师,经过临床诊断,按照确定的目标,采取针对性的方法,按拟订好的咨询方案所进行的系统咨询称为专业的心理咨询

（续表）

要 点	内 容
结构效度	(1)人口学因素。 (2)个性心理特征。心理不健康状态与个人性格特点有密切关系。 ①在生存过程中,一个人如果承受环境压力的能力越强,应对环境变化的灵活性越高,他的心理转为不健康状态的概率就越低。 ②造成不健康心理状态的内在原因是个人的消极经验、固有的不恰当的行为反应模式、反逻辑思维特征。 个人的价值取向、兴趣、爱好也会影响到人的心理健康。 (3)社会变迁。 (4)身体健康水平

二、心理不健康的分类(重点掌握)

1. 一般心理问题

一般心理问题是心理不健康的第一类型,其诊断条件包括:

(1)由于现实生活、处事失误、工作压力等因素而产生内心冲突,冲突是常形的,并因此而体验到不良情绪,如厌烦、懊丧、后悔、自责等(即刺激的性质)。

(2)不良情绪不间断地持续一个月或间断地持续两个月,仍不能自行化解(即反应的持续时间)。

(3)在相当程度的理智控制下,不良情绪反应始终能保持行为不失常态,基本维持正常生活、学习、社会交往,但效率有所下降(即反应的强度)。

(4)从开始到最后,不良情绪的激发因素只局限于最初事件;此类不良情绪不会被与最初事件有联系的其他事件引起(即反应是否泛化)。

综上所述,由现实因素激发,持续时间较短、情绪反应能在理智控制之下、不严重破坏社会功能、情绪反应尚未泛化的心理不健康状态就是一般心理问题。

2. 严重心理问题

严重心理问题是心理不健康的第二类型,其诊断条件包括:

(1)较为强烈的、对个体威胁较大的现实刺激是引起严重心理问题的原因。内心冲突是常形的。求助者在不同的刺激作用下会体验到不同的痛苦情绪。

(2)从产生痛苦情绪开始,痛苦情绪间断或不间断地持续两个月以上、半年以下。

(3)遭受的刺激强度越大,反应越强烈。

(4)反应对象被泛化。最初的刺激以及最初刺激相类似、相关联的刺激,都可以引起痛苦情绪。

综合描述,由相对强烈的现实因素激发,初始情绪反应强烈、持续时间较长、内容充分泛化的心理不健康状态就是严重心理问题。

严重心理问题有时伴有某一方面的人格缺陷。

3. 神经症性心理问题(可疑神经症)

神经症性心理问题是心理不健康的第三类型,在该心理问题下,内心冲突是变形的。

典题精练

【例 16·单选题】关于一般心理问题的特点，错误的说法是（　　）。

A. 原因明确　　B. 反应不强

C. 近期发生　　D. 内容泛化

D。【解析】一般心理问题是由现实因素激发、持续时间较短、情绪反应能在理智控制之下、不严重破坏社会功能、情绪反应尚未泛化的心理不健康状态。严重心理问题是由相对强烈的现实因素激发，初始情绪反应强烈、持续时间较长、内容充分泛化的心理不健康状态，有时伴有某一方面的人格缺陷。

第七节　关于健康心理学

一、概述（重点掌握）

1. 健康心理学的含义

健康心理学是保健、诊病、防病和治病的心理学，是心理学借助“现代医学模式”，主动介入医学领域的结果。

2. 健康心理学的工作领域

（1）促进及维护健康的心理学问题。

（2）促进健康服务及健康服务政策的制定。

（3）疾病患者的心理学问题。

（4）躯体疾病的预防、治疗及康复过程中的心理学问题。

医学临床上的各种躯体疾病患者不仅有共同的心理压力（如悲观、焦虑等），而且有各自独特的心理压力（如高血压患者的性情急躁、癌症患者的绝望等）。

典题精练

【例 17·多选题】目前，健康心理学的工作领域大致包括（　　）。

A. 疾病患者的心理学问题

B. 躯体疾病的预防、治疗和康复过程中的心理学问题

C. 促进和维护健康的心理学问题

D. 促进健康服务和健康服务政策的制定

ABCD。【解析】健康心理学的工作领域主要有：（1）躯体疾病的预防、治疗和康复过程中的心理学问题。（2）促进和维护健康的心理学问题。（3）疾病患者的心理学问题。（4）促进健康服务和健康服务政策的制定。

二、常见的躯体疾病患者的心理问题（掌握）

1. 躯体疾病患者的一般心理特点

要　点	内　容
对客观世界和自身价值的态度发生改变	除了内部器官有器质或功能障碍外，患者的自我感觉及整个精神状态也会发生变化。患者对周围事物的感受及态度与对自身存在价值的态度都可以被疾病改变。由于主观态度的改变，病人已将自己摆放在了人际关系中的特殊位置上（好像已经或将要被人群抛弃）
情绪低落	（1）大多数患者的相同特点是情绪低落。 （2）情绪低落导致患者的运动减少，语言也平淡无趣
精神偏离日常状态	严格地讲，从疾病开始时，病人的精神状态就可能发生了变化。因为疾病明显地破坏了病人的正常生活节律，其日常劳动、休息及睡眠节奏都将受到极大的影响。受生活节律的破坏冲击和对疾病症状的体验的影响，病人的兴趣、爱好及思维方式，都可以发生某些改变
时间感觉发生变化	当一个人感到生命受到威胁时，他对时间的感觉就会发生变化，即他们感到时间过得不是很快，就是很慢。并且会陷入一连串的往事回忆之中，这些回忆可以抑制对未来的信心
把注意力从外界转移到自身的体验和感觉上	在病人知道自己有病以后，其注意会立即由外部世界转向自己的体验及感觉，即注意变得狭窄。这时，他们仅仅关心其身体的机能状态。病人在注意力的转移和兴趣的缩小作用下，心理的各个方面会相应地发生一时性的改变

2. 心理学对躯体疾病治疗的意义

躯体疾病的恢复是一个很复杂的过程。在这个过程中，我们必须从患者的生理、心理及社会功能三个层面治愈疾病，使患者在这三方面同时好转。

完整地了解疾病的实质建立在考虑到病人的精神状态与疾病之间的复杂关系的基础上。

按一般经验，躯体疾病在不同程度上都会影响神经系统高级部位的功能，所以，对病人采取必要的心理治疗措施是绝对有益的。

长期住院治疗可使患者的人格发生暂时改变，如过度依赖、自卑、孤僻、抑郁状态、性情急躁等。这些性格特征会阻挠病人治疗的顺利进行或与治疗单位发生冲突。对于患者的心理变化和这些心理的病态变化，医生，特别是护理人员，应当善于及时发现和认清，及时通过心理疏导，减轻病人的痛苦，扭转病人的人格或性情的变化，使治疗顺利进行。

对于患躯体疾病的患者，引起其心理变化的因素有：

（1）疾病本身是否直接或间接地影响到大脑的活动。

（2）疾病的发展过程和严重程度。

第八节　压力与健康

一、从心理学角度看压力(掌握)

1. 压力的定义

压力源和压力反应共同构成的一种认知和行为体验过程就是压力。

其中,压力源是现实生活中要求人们去适应的事件。

主体觉察到压力源后,出现的心理、生理和行为反应包含在压力反应中。

从心理学角度看,压力应当是一种经验性的东西,它无法离开主体而单独存在。

2. 压力源的分类

压力源按照对主体的影响,可分为生物性压力源、精神性压力源、社会环境性压力源。

要　点	内　容
生物性压力源	生物性压力源直接影响着主体生存和种族延续,其包括躯体创伤或疾病、性剥夺、饥饿、睡眠剥夺、气温变化、噪声等
精神性压力源	(1)精神性压力源是直接影响着主体正常精神需求的内在和外在事件。 (2)精神性压力源包括错误的认知结构、道德冲突、个体不良经验和长期生活经历造成的不良个性心理特点(如易受暗示、嫉妒、多疑、悔恨、自责、怨恨)等
社会环境性压力源	社会环境性压力源直接影响着主体社会需求。社会环境性压力源可分为: (1)纯社会性的社会环境性压力源。如重大社会变革、家庭长期冲突、战争、重要人际关系破裂(失恋、离婚)、被监禁等。 (2)由自身状况造成的人际适应问题等社会环境性压力源

典题精练

【例18·单选题】噪声、气温变化属于(　　)。

A. 精神性压力源　　B. 社会环境性压力源

C. 生物性压力源　　D. 破坏性压力源

C。【解析】压力源是现实生活要求人们去适应的事件,按对主体的影响可分为三大类:(1)生物性压力源。(2)精神性压力源。(3)社会环境性压力源。生物性压力源是一组直接影响主体生存与种族延续的事件,包括躯体创伤或疾病、饥饿、性剥夺、睡眠剥夺、噪音、气温变化等。

3. 压力源的测评

要　点	内　容
社会再适应量表	(1)社会再适应量表的目标是测量重大生活事件。 (2)使用社会再适应量表时,应该密切联系临床症状的性质,结合其他临床检查指标进行综合评估,否则会有很大的危险性
日常生活中小困扰的测量	(1)测量日常生活中小困扰的量表。 (2)测量日常生活中令人兴奋的量表。 试验表明,日常生活积累的困难对健康的影响比重要生活事件对健康的影响作用大
知觉压力的测评	个体意识到现实生活提出的并超出个人能力的事件就是知觉压力。 该测评工具称为知觉压力问卷(PSS)。实施 PSS 测量的优点有: (1)使用 PSS 来预测早期健康问题更为有效。 (2)可以评估个人习惯性的或慢性的压力

4. 压力的内省体验

心理学家勒温和米勒按冲突的形式,将内心冲突分为双趋冲突、趋避冲突、双避冲突、双重趋避冲突四类。

要　点	含　义
双趋冲突	两件事物都有强烈的吸引力,但两者又互不相容。 如:鱼和熊掌不可兼得
趋避冲突	想达到一个有吸引力的目标,但达到该目标却有极大危险。 如:不入虎穴焉得虎子
双避冲突	一个人面临两种不利的情景。 如:腹背受敌
双重趋避冲突	两种可能的选择都是既有利又有弊。 如:一份工作起薪低晋升快,另一份工作起薪高上升空间小

二、压力的适应(重点掌握)

1. 压力的种类

要　点	内　容
一般单一性生活压力	在某一时间段内,如果我们经历着某一种事件并努力去适应它,而且这种事情的强度不足以使我们崩溃,则称这一压力为一般单一性生活压力。 一般单一性生活压力对受压者来说具有双面性

（续表）

要　点	内　容
叠加性压力	叠加性压力给人造成的危害很大。叠加性压力分为： (1)同时性叠加压力(俗称“四面楚歌”)。其表现是在同一时间里，有若干构成压力的事件发生。 (2)继时性叠加压力。其表现是两个以上能构成压力的事件相继发生，在前一个压力适应过程的搏斗阶段或衰竭阶段时后继的压力发生
破坏性压力 （又称极端压力）	破坏性压力包括被遭受攻击、绑架、被强暴、战争、空难、地震等。 强大的自然灾害后的心理反应称为“灾难症候群”。该症候群的产生及其特性有以下几个阶段： (1)惊吓期。在惊吓期中，受害者对创伤、灾难丧失知觉，事情过后，常常对事件不能回忆。 (2)恢复期。在恢复期中，受害者出现焦虑、失眠、紧张、注意力下降等。同时，受害者常常逢人便诉说自己的遭遇。 (3)康复期。在康复之后，受害者的心理重新达到平衡。 减轻破坏性压力的做法有： (1)通过催眠暗示来解除精神障碍。 (2)让受害者在社会中与健康人一起工作。 (3)让患者与其他类型的受害者共处等

典题精练

【例 19 · 单选题】焦虑、紧张、失眠、注意力下降等症状一般出现在“灾难症候群”的(　　)。

A. 恢复期　　B. 康复期

C. 惊吓期　　D. 衰竭期

A。【解析】灾难症候群属于破坏性压力，有三个阶段：惊吓期、恢复期、康复期。焦虑、紧张、失眠、注意力下降等症状出现在恢复期。在惊吓期，受害者因受到强烈刺激而丧失知觉，事后往往不知；康复期，在康复之后，心理重新达到平衡。

2. 压力的适应

生理学家坎农在 1920 年，将人体生理变化作为指标进行了相关研究，其研究表明，当一个人面对外界压力时，其自主神经系统就会出现一系列的生理变化，这些生理变化是为应对压力做的准备工作。

内分泌学和生物化学家塞利将压力分为警觉阶段、搏斗阶段、衰竭阶段。

要　点	内　容
警觉阶段	在这一阶段个体的表现是呼吸、心跳加速，血压、体温升高，汗腺加快分泌等
搏斗阶段	在这一阶段，个体的生理、心理和行为特征包括： (1)在表面上，警觉阶段的生理、生化指标恢复正常，外在行为平复，这是一种被控制状态。 (2)大量消耗了个体内在的生理及心理资源。 (3)个体变得敏感、脆弱，日常微小的困扰都可引发个体的强烈情绪反应
衰竭阶段	(1)在这一阶段，如果外在压力源基本消失，或者是个体已形成其适应性，那么，个体经过适当的休养，仍能康复。 (2)在这一阶段，如果外力压力源依然存在，而个体未能适应，那么，处于压力下的个体必然会发生危险，可能会出现疾病或者死亡

3. 压力的临床后果和中介系统

压力造成临床症状的原因包括：

(1)体质、压力论。压力和个体的身体素质，对疾病的发生同时起作用。

(2)器官敏感论。在应对压力时，最容易产生疾病的是反应最敏感、活动强度和频率最高的器官。

逻辑流程是指从应激源到临床相的过程。逻辑流程分为对压力的响应阶段、中介系统的增益或消解过程、临床相阶段。

要　点	内　容
对压力的响应阶段	个体觉察到的并且与个体生活相关的引起响应的事件，才对个体构成压力。一般来说，与个体关系密切相关的事件容易被觉察
中介系统的增益或消解过程	压力进入中介系统，经过中介系统的增益或消解作用，事件的相对强度及性质可能会发生改变。中介系统包括认知系统、社会支持系统和生物调节系统三个子系统。这三个系统都具有增益功能、消解功能。 (1)认知系统的作用主要表现在： ①认知、评估作用。正确地评估自己的实力、正确地评估压力源，可使压力的强度相对降低，否则作用相反。 拉扎鲁斯等人认为，认知影响压力相对强度的方式有： a. 认知的结果有事件可能是压力源和事件对自己不构成威胁两种可能。 b. 对事件严重性的评估。 c. 对自己能力的评估，影响压力的相对强度。 ②调节控制作用。对局面的控制类型有： a. 认知的控制。 b. 行为的自我控制。当事人面对压力时，能否自由地控制进退是关系到压力相对强度的重要因素。 c. 环境的控制。

（续表）

要　点	内　容
中介系统的增益或消解过程	③人格。 a. 外控型人格者——认为个人生活中的主导力量是外力，对自己如何生活，是无能为力的。 b. 内控型人格者——认为在生活中发生的事件，根源在自身，失败是自己的失误，成功是个人努力的结果。 内控型人格者体验到的压力强度比外控型人格者低。 (2)社会支持系统的作用主要表现在： ①具体支持当事人。给予当事人物质的帮助以提高应对压力事件的物质条件。 ②给当事人精神支持。陪伴、鼓励当事人。 (3)生物调节系统的作用。生物调节系统是压力的中介系统，主要包括神经内分泌系统和免疫系统。生物调节系统的功能状态好，有利于防止或降低应激后果的躯体化症状。 中介系统对压力进行增益或消解后的相对强度决定了个体对事件的实际反应
临床相阶段	临床症状可分为： (1)及时型的症状。在响应压力后，通过中介系统的处理，可迅速表现出的临床症状就是及时型的症状。 (2)滞后型的临床相。滞后型的临床相是压力在中介系统中进行处理时，由于认知系统（中介系统的子系统）对事件的性质及意义评估比较模糊，于是作为潜在的模糊观念积存起来

同步自测

一、单项选择题

1. 关于变态心理学说法错误的是（　　）。

A. 以心理与行为异常表现为研究对象　　B. 既属于心理学，也属于临床医学

C. 异常心理可经治疗后转化为正常心理　　D. 变态心理学的研究范畴不包括转归

2. 巴甫洛夫用（　　）学说直接说明人的异常心理现象。

A. 操作反射条件　　B. 高级神经活动

C. “力比多”　　D. “本我”“自我”“超我”

3. 正常心理活动的主要功能不包括（　　）。

A. 保障个体顺利地适应社会环境，实现健康地生存发展

B. 保障个体能够正常人际交往，肩负社会责任

C. 保障个体正常地认识客观世界的本质和其规律性

D. 保障个体可以发挥身体潜能达到最优化发展

4. 关于内省经验标准的说法中,不正确的是(　　)。
A. 内省经验包括病人的内省经验和观察者的内省经验
B. 内省经验标准判断具有主观性
C. 自知力不完整的求助者可根据自己的内省检验判断
D. 受过专业训练的观察者其判断结果可能会不一致
5. 幻觉形象清晰、生动,与客观事物一样,这是(　　)。
A. 内脏性幻觉　　B. 真性幻觉
C. 功能性幻觉　　D. 思维鸣响
6. 思维奔逸的特点是(　　)。
A. 沉默寡言,很少主动讲话,被动回答　　B. 联想困难、思考问题吃力、反应迟钝
C. 语量多,语速快,口若悬河,滔滔不绝　　D. 联想松弛、内容散漫,"答非所问"
7. 根据许又新神经症的诊断与判定评分标准,可评为 2 分的是(　　)。
A. 病程为不到 3 个月　　B. 病程为 2 个月到 6 个月
C. 病程为 2 个月到 12 个月　　D. 病程为 3 个月到 12 个月
8. 患者在遭受强烈的或灾难性精神创伤事件后,延迟出现、长期持续的精神障碍称为(　　)。
A. 创伤后应激障碍　　B. 情感障碍
C. 急性应激障碍　　D. 思维障碍
9. 在意识障碍情况下出现词语杂拌,被称为(　　)。
A. 思维散漫　　B. 思维中断
C. 破裂性思维　　D. 思维不连贯
10. 记忆障碍中的"错构"多见于(　　)。
A. 脑器质性疾病　　B. 神经衰弱症状群
C. 抑郁发作　　D. 精神分裂症
11. 郭念锋的心理健康水平十标准不包括(　　)。
A. 心理自控力　　B. 心理活动耐受力
C. 意识水平　　D. 心理冲突类型
12. 精神病性障碍属于(　　)。
A. 心理正常　　B. 心理异常
C. 心理健康　　D. 心理不健康
13. 关于健康心理活动的说法中,不正确的是(　　)。
A. 围绕心理健康常模,在一定范围内保持相对平衡
B. 某一时段内,展现着自身的正常功能
C. 涵盖着一切有利于个体生存发展和稳定生活质量的心理活动
D. 是绝对平静的过程,在短时间内没有变化
14. 自身状况造成的人际适应问题属于(　　)。
A. 一般性压力源　　B. 生物性压力源
C. 精神性压力源　　D. 社会环境性压力源

15. 压力源测量的量表不包括(　　)。

A. 社会再适应量表　　B. 知觉压力问卷

C. 日常生活中小困扰的量表　　D. 联合型瑞文测验

二、多项选择题

1. 精神分析的两个基本命题是(　　)。

A. 心理过程主要是潜意识的

B. 心理过程主要是意识的

C. 自我意识薄弱是精神病和神经病的重要起因

D. 性的冲动是精神病和神经病的重要起因

2. 李心天提出的区分正常心理与异常心理的四个标准包括(　　)。

A. 内省经验标准　　B. 统计学标准

C. 操作标准　　D. 社会适应标准

3. 情绪高涨的症状有(　　)。

A. 精力充沛　　B. 自我评价较高

C. 痛苦、悲伤　　D. 顾虑重重

4. 人格障碍包括(　　)。

A. 内向型人格障碍　　B. 反社会性人格障碍

C. 强迫性人格障碍　　D. 表演性人格障碍

5. “一般适应症候群”可分为(　　)。

A. 衰竭阶段　　B. 搏斗阶段

C. 结束阶段　　D. 警觉阶段

6. 心理不健康状态分类可靠性的检验标准是(　　)。

A. 用途　　B. 信度

C. 效度　　D. 功能

7. 符合躯体疾病患者的心理特点的是(　　)。

A. 自我感觉发生改变　　B. 注重自身的身体机能状态

C. 感觉时间过得很慢　　D. 对外部世界关注较多

8. 压力经由中介系统进入临床相阶段后,临床症状可分为(　　)。

A. 及时型症状　　B. 提前型症状

C. 滞后型症状　　D. 延误型症状

答案详解

一、单项选择题

1. B。【解析】变态心理学是心理学的分支。精神病学是医学的分支,着重精神障碍的诊断、治疗、转归、预防与康复。

2. B。【解析】巴甫洛夫用高级神经活动学说直接说明人的异常心理现象。

3. D。【解析】正常的心理活动有三大功能:(1)保障人顺利地适应环境,健康地生存发展。(2)保障人正常地进行人际交往,在家庭、社会团体、机构中正常地肩负责任,使社会组织正常运行。(3)保障人正常地反映、认识客观世界的本质及其规律性。

4. C。【解析】自知力不完整的求助者大多存在认知障碍、思维障碍等,可能不能认识到自身的问题,故求助者的内省经验不能作为判断依据。

5. B。【解析】内脏性幻觉的患者的躯体内部有性质很明确、部位很具体的异常知觉。真性幻觉的患者的幻觉与相应的感觉器官相联系,形象清晰、生动,与客观事物一样,有相应的情绪和行为反应。功能性幻觉指在某个感觉器官处于功能活动状态的同时出现的幻觉。思维鸣响是特殊形式的幻觉,其表现为患者能听到自己所思考的内容。

6. C。【解析】A 项是思维贫乏的特点。B 项是思维迟缓的特点。D 项是思维散漫的特点。

7. D。【解析】根据许又新神经症的诊断和评定标准:不到 3 个月为短程,评 1 分;3 个月到 1 年为中程,评 2 分;1 年以上为长程,评 3 分。

8. A。【解析】创伤后应激障碍是指患者在遭受强烈的或灾难性精神创伤事件后,延迟出现、长期持续的精神障碍。从创伤到发病间的潜伏期可从数周到数月不等,病程呈波动性。

9. D。【解析】在意识障碍的情况下出现的语词杂拌,为思维不连贯。

10. A。【解析】错构是记忆的错误,对过去曾经历过的事情,在发生的时间、地点、情节上出现错误的回忆,并坚信不疑。多见于脑器质性疾病。

11. D。【解析】郭念锋的心理健康水平十标准包括心理活动强度、心理活动耐受力、周期节律性、意识水平、暗示性、康复能力、心理自控力、自信心、社会交往、环境适应能力。

12. B。【解析】心理正常是指具备正常功能的心理活动。心理不正常指心理异常,有典型精神障碍症状。

13. D。【解析】健康心理活动是一种处于动态平衡的心理过程。不健康心理活动是一种处于动态失衡的心理过程。

14. D。【解析】社会环境性压力源可分为纯社会性的社会环境性压力源和由自身状况造成的人际适应问题等社会环境性压力源。生物性压力源是直接影响主体生存与种族延续的事件。精神性压力源是直接影响主体正常精神需求的内在和外在事件。

15. D。【解析】常用的压力测量量表有社会再适应量表、日常生活中小困扰的测量、知觉压力的测评。

二、多项选择题

1. AD。【解析】精神分析理论解释异常心理现象是从两个基本命题出发的,这两个基本命题,用弗洛伊德的话来说就是:“精神分析第一个令人不快的命题是:心理过程主要是潜意识的,至于意识的心理过程则仅仅是整个心灵的分离部分和动作……精神分析认为心灵包含有情绪、思想、欲望等作用,而思想和欲望都可以是潜意识的。”“第二个命题也是精神分析的创见之一,认为性的冲动,广义的和狭义的,都是神经病和精神病的重要起因,这是前人所没有认识到的。”

2. ABD。【解析】李心天提出的心理正常与异常心理的区分标准有:医学标准、统计学标准、内省经验标准、社会适应标准。

3. AB。【解析】情绪高涨的患者经常面带笑容，自诉心里高兴，患者自我感觉良好，就像过节一样。因而精力充沛，内心充满幸福感，睡眠减少，爱管闲事。同时，自我评价过高。

4. BCD。【解析】常见的人格障碍包括偏执性人格障碍、分裂样人格障碍、反社会性人格障碍、冲动性人格障碍、表演性人格障碍、强迫性人格障碍、焦虑性人格障碍、依赖性人格障碍。

5. ABD。【解析】在适应压力时所经历的警觉阶段、搏斗阶段、衰竭阶段，统称“一般适应症候群”。

6. AC。【解析】用途和效度是心理不健康状态分类可靠性的检验标准。

7. ABC。【解析】躯体疾病患者对于外部世界的关注减少。

8. AC。【解析】压力经由中介系统进入临床相阶段后可分为及时型症状和滞后型症状两类。及时型的症状是响应压力后，经过中介系统的处理，迅速表现出的临床症状。滞后型的临床相是压力在中介系统中进行处理时，由于中介系统的子系统——认知系统对事件的性质和意义评估比较模糊，于是作为潜在的模糊观念积存起来；当后来的类似事件再出现时，积存的模糊观念又被激活并赋予新的意义。获得新意义的模糊观念明朗化，于是再次发生效用。一旦表现在临床相上，便形成滞后型的临床相。

第五章　心理测量学知识

考纲图析

- 心理测量学知识
  - 概述
    - 测量与测量量表
    - 心理测量的基本概念
    - 心理测验的分类
    - 纠正错误的测验观
    - 心理测验在心理咨询中的应用
    - 心理测量的发展史
  - 测验的常模
    - 常模团体
    - 常模的类型
    - 常模分数的表示方法
  - 测验的信度
    - 信度的概念
    - 信度评估的方法
    - 信度与测验分数的解释
    - 影响信度的因素
  - 测验的效度
    - 效度概述
    - 效度评估的方法
    - 效度的功能
    - 影响效度的因素
  - 项目分析
    - 项目分析的方法
    - 项目的难度
    - 项目的区分度
  - 测验编制的一般程序
    - 测验的目标分析
    - 测题的编写
    - 测验的编排和组织
    - 信度和效度考察
    - 常模制定
    - 编写指导手册
  - 心理测验的使用
    - 主测者的资格
    - 测验的选择
    - 测验前的准备及注意事项
    - 测验实施的程序及要素
    - 受测者误差及控制方法
    - 测验的评分
    - 测验结果的报告

知识解读

第一节 概 述

一、测量与测量量表(掌握)

1. 测量的含义

测量是以一定的法则为依据,通过数字对事物加以确定。该定义中包含三个元素:

(1)事物,即测量对象。

(2)数字,即对某一事物、属性的量化值,具有区分性、等距性、可加性、序列性。

(3)法则,即测量所依据的规则和方法。

典题精练

【例1·单选题】测量的定义中不包括的元素是(　　)。

A. 事物　　B. 属性

C. 数字　　D. 法则

B。【解析】测量就是依据一定的法则用数字对事物加以确定,其三要素是:事物、数字、法则。

2. 测量要素

(1)单位。单位是测量的基本要素,如果一个事物没有单位就无法对其进行测量。

一个好的测量单位必须具备的条件有:

①有确定的意义。即同一单位的意义不能有歧义。

②有相同的价值。即相邻两个单位点之间的差别相等。

(2)参照点。参照点是指要确定事物的量,必须具备的计算的起点。参照点有以下两种:

①相对零点。即人为确定的参照点。

②绝对零点。绝对零点是理想的参照点。

典题精练

【例2·多选题】一个好的测量单位应具备的条件包括(　　)。

A. 有公认的计算方法　　B. 有明确的依据

C. 有相同的价值　　D. 有确定的意义

CD。【解析】好的单位必须具备两个条件:一是有确定的意义,即对同一单位,所有人的理解意义要相同,不能出现不同的理解;二是有相同的价值,即相邻两个单位点之间的差别总是相等的。

3. 测量量表

斯蒂文斯根据量表的精确程度,将测量从低级到高级分为命名量表、顺序量表、等距量表和等比量表。

要 点	特 点
命名量表	(1)命名量表以数字代表事物或将事物做归类。 (2)命名量表可分为: ①代号。用数字来表示个别事物。 ②类别。用数字来表示具有某一属性的事物的全体。 (3)命名量表中的数字不能作数量化分析,不能比较大小,也不能做加、减、乘、除运算,只能用来作标记及分类
顺序量表	顺序量表中的数字包含有数量关系,代表符号是“>”,主要用于分等或排出顺序。顺序量表没有相等单位和绝对零点,数字只表示等级,不表示某种属性的真正量或绝对值
等距量表	等距量表有大小关系、相等的单位,但没有绝对零点,所以可以做加、减运算,不能做乘、除运算。 一个量表上的数值可以转换为另一个具有不同单位的量表上的数值,因为等距量表的数值加上/减去一个常数,或者用一个常数去乘/除,不会破坏原来数据之间的等距关系
等比量表	等比量表有相等单位及绝对零点,可以做加、减、乘、除运算

典题精练

【例3·单选题】其数值只可以进行加、减运算,不能进行乘、除运算的量表是(　　)。

A. 命名量表　　B. 顺序量表

C. 等距量表　　D. 等比量表

C。【解析】命名量表和顺序量表的数值不可进行加、减、乘、除运算。等比量表可进行加、减、乘、除运算。等距量表有相等的单位和大小关系,可进行加、减运算,由于没有绝对零点,不可进行乘、除运算。

二、心理测量的基本概念(识记)

要 点	内 容
定义	心理测量是以心理学理论为基础,运用一定的操作程序,通过观察人的少数有代表性的行为,对于贯穿在人的全部行为活动中的心理特点做出推论及数量化分析的一种科学手段。其要点如下: (1)心理测量是以人的行为为测量对象,测验个体对测验题目的反应。 (2)心理测量要选择有代表性的行为样本。 (3)测量要标准化,测验条件必须相同,尽可能减少客观条件引起的误差。 (4)测量的原始分数要与常模做比较

（续表）

要　点	内　容
性质	(1)间接性。心理活动无法被直接测量,只能通过测量其外显行为,即他对测验项目的反应来推论出其心理特质。 (2)相对性。个体的测量结果是以常模为基准相对的水平。 (3)客观性。心理测量标准化的内容有: ①测验所用的项目或作业、施测说明、施测时的物理环境、主测者的言语态度等,都是经过标准化的,测验的刺激是客观的。 ②分数转换和解释经过了标准化,对结果的推论是客观的。 ③评分计分的原则和手续经过了标准化,对反应的量化是客观的

典题精练

【例4 · 多选题】下列关于心理测量的说法中,正确的有(　　)。

A. 测量人的行为　　　　B. 心理测量是间接测量

C. 测量大脑形态　　　　D. 心理测量有绝对标准

AB。【解析】心理测量指依据心理学理论,使用一定的操作程序,通过观察人的少数有代表性的行为,对于贯穿在人的全部行为活动中的心理特点做出推论和数量化分析的科学手段。心理测量的对象是人的行为,具有间接性、相对性和客观性(标准化问题)。

三、心理测验的分类(重点掌握)

1. 按测验的功能分类

要　点	内　容
智力测验	智力测验主要是用来测量人的一般智力水平的。常见的量表有: (1)比内—西蒙智力测验。 (2)斯坦福—比内智力量表。 (3)韦克斯勒儿童和成人智力量表等
特殊能力测验	特殊能力测验主要侧重于测量个人的特殊潜在能力。如绘画、音乐、机械技巧、文书才能测验等
人格测验	人格测验主要用于测量个性中除能力以外的部分(性格、气质、兴趣、态度、情绪、动机、信念等方面)的个性心理特征。 人格测验的测验方法有: (1)投射法。如主题统觉测验、罗夏测验。 (2)问卷法。如卡特尔16种人格因素问卷、明尼苏达多相人格测验、艾森克人格问卷

2. 按测验材料的性质分类

要　点	文字测验	操作测验
定义	文字测验是以言语来提出刺激，受测者用言语做出反应的测验。如明尼苏达多相人格测验、卡特尔 16 种人格因素问卷、艾森克人格问卷、韦克斯勒儿童和成人智力量表中的言语量表部分	操作测验(又称非文字测验)，其测验题目大多属于对图形、工具、实物、模型的辨认及操作，无须使用言语作答。如瑞文测验、韦克斯勒儿童和成人智力量表中的操作量表部分
优点	实施方便	不受文化因素的限制
缺点	易受受测者文化程度的影响	时间上不经济
适用性	团体测验多采用	不适宜对团体实施

典题精练

【例 5 · 多选题】按测验材料的性质，心理测验可以分为(　　)。

A. 投射测验　　B. 文字测验

C. 操作测验　　D. 客观测验

BC。【解析】心理测验可按其功能分为智力测验、特殊能力测验、人格测验；可按测验材料的性质分为文字测验、操作测验；可按测验材料的严谨程度分为客观测验、投射测验；可按测验的方式分为个别测验、团体测验；可按测验的要求分为最高行为测验、典型行为测验。

3. 按测验材料的严谨程度分类

要　点	客观测验	投射测验
特点	在客观测验中，所呈现的刺激词句和图形等有明确的意义，受测者无须发挥想象力来猜测和遐想，可以直接理解	在投射测验中，刺激没有明确的意义，问题模糊，对受测者的反应也没有明确的规定
种类	绝大多数心理测验属于客观测验	投射测验种类较少，具有代表性的有罗夏测验、主题统觉测验、自由联想测验和句子完成测验

4. 按测验的方式分类

要　点	个别测验	团体测验
定义	个别测验是指在测验过程中，一次一个受测者。 常用的量表有：比内—西蒙智力量表、韦克斯勒儿童和成人智力量表	测验过程中，由一个或几个主测者对较多的受测者同时进行测验就是团体测验

（续表）

要　点	个别测验	团体测验
优点	主测者有充分的机会与受测者合作，对受测者的言语、情绪状态有仔细地观察，其结果可靠	时间经济，主测者不必接受严格的专业训练
缺点	(1)短时间内不能收集到大量资料。 (2)在测验时，其手续复杂，所以主测者需经过严格的训练	其结果的可靠性没有个别测验高
适用	在临床上最常用	临床上很少使用
联系	(1)团体测验材料可以个别方式实施。 (2)个别测验材料不能以团体方式进行	

5. 按测验的要求分类

(1)典型行为测验。该测验要求受测者按通常的习惯方式做出反应，没有正确的答案。

(2)最高行为测验。该测验要求受测者尽量做出最好的回答，并且有正确答案。如成就测验、智力测验。

四、纠正错误的测验观(掌握)

要　点	内　容
错误的测验观	(1)测验万能论。过分夸大心理测验的作用，认为心理测验可用于解决一切问题。 (2)测验无用论。认为心理测验中的某些人格测验背离民主原则，涉及侵犯个人隐私。心理测验的结果在一定程度上反映了种族差异，这为宿命论和种族歧视提供了心理学依据。 (3)心理测验 = 智力测验 = 智商(IQ) = 遗传决定论
正确的测验观	(1)心理测验不仅是重要的心理学研究方法之一，而且还是有关部门决策的辅助工具。 (2)将心理测验用作研究方法和测量工具尚不完善

五、心理测验在心理咨询中的应用(掌握)

要　点	常用量表	内　容
智力测验	(1)吴天敏修订的中国比内量表。 (2)龚耀先等人修订的韦氏幼儿智力量表(C－WYCSI)、韦氏儿童智力量表(C－WISC)、韦氏成人智力量表(WAIS－RC)。 (3)林传鼎等人修订的韦氏儿童智力量表(WISC－CR)。 (4)李丹等修订的联合型瑞文测验(CRT)。 (5)张厚粲主持修订的瑞文标准型测验(SPM)	在以下两种情形下使用： (1)求助者有特殊要求。 (2)对方有可疑智力障碍

（续表）

要 点	常用量表	内 容
人格测验	(1)卡特尔16种人格因素问卷(16PF)。 (2)艾森克人格问卷(EPQ)。 (3)明尼苏达多相人格测验(MMPI)等	人格测验的优点是:有助于咨询师了解求助者的人格特征,以便于对其问题有更深入的理解和有针对性地开展咨询与心理治疗工作。其中,明尼苏达多相人格测验有助于咨询师了解对方是否属于精神异常范围
心理评定量表	(1)精神病评定量表。 (2)抑郁量表。 (3)躁狂状态评定量表。 (4)恐怖量表。 (5)焦虑量表	心理评定量表的优点是:其用法和评分方法较为简便。 心理评定量表多用于以下两种情况: (1)检查对方某方面心理障碍的存在或其程度。 (2)反映病情的演变

六、心理测量的发展史(识记)

1. 科学心理测验的产生与发展

代表人物	贡 献	影 响
[英]高尔顿	(1)提出人的不同气质特点和智能是依据身体特点的不同而遗传的。 (2)设计了测量差异的方法	首先倡导科学心理测验的学者,为心理测验奠定了统计学基础
[美]卡特尔	主张统一规定测验手续和考试方法,并要有常模以便比较	提出多个测量学上的重要概念
[法]比内	(1)主张用一种测验的方法去辨别和发现智力落后的儿童。 (2)与助手西蒙研制比内—西蒙智力测验	制成了世界上第一个正式的心理测验量表

2. 心理测验的发展

心理测验经历了高尔顿的十年,卡特尔的十年,比内的十年,在20世纪后的发展主要集中于:

(1)操作测验的发展。

(2)团体智力测验的发展。

(3)能力倾向测验的发展。

(4)人格测验的发展。克雷丕林是人格测验的先驱,他最早将自由联想测验施测于精神病人。1920年的罗夏测验是投射测验的发端。

3. 现代心理测验在我国的发展

在 1914 年前后心理测验传入我国。编制适合我国文化背景的智力测验、适应行为量表等是我国的心理学家目前重要的任务之一。

典题精练

【例 6 · 单选题】首先倡导科学心理测验的学者是(　　)。

A. 瑞文　　B. 比内

C. 卡特尔　　D. 高尔顿

D。【解析】首先倡导科学心理测验的学者是英国生物学家和心理学家高尔顿。

第二节　测验的常模

一、常模团体(掌握)

要　点	内　容
常模团体的性质	常模团体既可以指一个群体,也可以指该群体中的一个样本。其中,群体是由具有某种共同特征的人所组成的。 在制定常模时,要先确定常模团体(先确定一般总体,再确定目标总体,最后确定样本),在对常模参考分数作解释时,也必须考虑常模团体的组成。 常模团体必须能够代表该总体。 成就测验和能力倾向测验,适当的常模团体包括目前和潜在的竞争者;比较广泛的能力和性格测验,常模团体包括同样年龄或同样教育水平的受测者。在某些情况下,人的性别、年龄、教育水平、职业、社会经济地位、种族等方面都可以作为定义常模团体的标准
常模团体的条件	(1)明确界定群体的构成,确定被测团体的性质、特征等限定范围。 (2)常模团体必须是所测群体的代表样本。 (3)选取适当大小的样本。样本大小适当的关键是必须具有代表性;确定样本大小时,需考量经济的或实用的可能性和减少误差两方面。样本大小一般不小于 30 个或 100 个,全国性常模,一般应有 2000 ~ 3000 人。 (4)标准化样组是一定时空的产物。标准化样组只能反映测量当时当地的情况,所以常选择较为新近的常模
取样的方法	(1)简单随机抽样。 (2)系统抽样(又称等距抽样)。其关键是计算组距。系统抽样要求目标总体内不存在等级结构。 (3)分组抽样。 (4)分层抽样。分层抽样是在确定常模时,最常用的方法。分层抽样包括分层比例抽样、分层非比例抽样

（续表）

要　点	内　容
常模与常模分数	(1)常模。常模是根据标准化样本测试结果计算出来的，是心理测验时用于比较与解释测验结果的参照分数标准。 常模按照样本的大小与来源划分，通常可分为全国常模、区域常模和特殊常模；按照具体应用标准与分数特征划分，可分为百分位常模和标准分常模等。 (2)常模分数。常模分数是通过施测常模样本将被试者的原始分数按一定规则转换出来的导出分数。 导出分数具有一定的参照点和单位

典题精练

【例 7 · 单选题】样本大小适当的关键是样本要有（　　）。

A. 代表性　　B. 相关性

C. 可比性　　D. 特殊性

A。【解析】样本大小适当的关键是样本要有代表性。从一个较小的、具有代表性的样本所获得的分数，通常比来自较大的但定义模糊的团体的一组分数还要好。

二、常模的类型（掌握）

要　点	内　容
发展常模（又称年龄量表）	(1)发展顺序量表。发展顺序量表是最直观的发展常模，它告诉人们某儿童的发育与其年龄相比是正常、超前还是滞后。 代表人物有： ①葛塞尔。按月份显示儿童在运动水平、适应性、语言、社会性方面的大致发展水平，以检查婴幼儿身体和心理发展情况。 ②皮亚杰。皮亚杰主要研究守恒概念，以研究儿童在某一发展水平的特性。 (2)智力年龄。智力年龄简称智龄，是指一个儿童在年龄量表上所得的分数。 智龄的计算方法有： ①儿童的智龄是基础年龄与在较高年龄水平的题目上获得的附加月份之和。 ②将原始分数与年龄常模对比，得出智龄。其中，原始分数是根据受测者在整个测验中正确反应的题数或反应时间而得出的，年龄常模是标准化样本中每个年龄组的平均原始分数。 (3)年级当量。年级当量即年级量表，在教育成就测验中最为常用，通过测验结果看属哪一年级的水平。其中，年级量表的单位通常是 10 个月，以 10 个月为一个年级

(续表)

要 点	内 容
百分位常模	(1)百分等级。百分等级是在常模样本中低于测验分数的人数百分比,是应用最广的表示测验分数的方法。百分等级指出的是个体在常模团体中所处的位置,百分等级越高,个体所处的位置就越高。 (2)百分点(又称为百分位数)。百分点是计算处于某一百分比例的人对应的测验分数是多少。百分位常模是指通过双向方式编制的原始分数与百分等级对照表。 (3)四分位数。将量表分为四等份,相当于百分等级的25%、50%和75%对应的三个百分点分成的四段。 (4)十分位数。由小到大或由大从小排序将数据分成十等份,并以此类推。如1%~10%为第一段,91%~100%为第十段
标准分常模	(1)线性转换。最典型的线性转换的标准分数是Z分数。其基本公式为: $Z=(X-\overline{X})/SD$ 其中,X为任一原始分数, $\overline{X}$为样本平均数, SD为样本标准差。 Z分数表示某一分数与平均数之差是标准差的几倍。 因Z分数中经常出现小数点和负数,且单位过大,需将分数转换成另一种形式的量表分数。转换公式为: $Z'=A+B\cdot Z$ 其中,Z′为转换后的标准分数, A、B为根据需要指定的常数。 常见的标准分数有T分数(以50为平均数,以10为标准差)、标准九分(以5为平均数,以2为标准差)、标准十分(以5.5为平均数,以1.5为标准差)、标准二十分(以10为平均数,以3为标准差)、离差智商(以100为平均数,以15为标准差)等。其中离差智商是使用最广、影响最大的。 (2)非线性转换。其计算步骤如下: ①对每个原始分数值计算累积百分比。 ②在常态曲线面积表中,求出对应于该百分比的Z分数
智商	(1)比率智商。比率智商(IQ)是心理年龄(MA)与实足年龄(CA)的比值。为避免小数,将商数乘以100。其公式为: $IQ=\frac{MA}{CA}\times 100$ (2)离差智商。一种以年龄组为样本计算出的标准分数就是离差智商。离差智商是表示智力高低的一种理想的指标。 韦克斯勒将离差智商的平均数定为100,标准差定为15。其公式为: $IQ=100+15Z=100+\frac{15(X-\overline{X})}{SD}$

（续表）

要　点	内　容
智商	其中，X 为受测者的量表分数， $\overline{X}$ 为受测者所在年龄水平的平均量表分数， SD 为这一年龄水平受测者的量表分数的标准差

典题精练

【例 8·单选题】在常模样本中低于某个分数的人数百分比，被称为(　　)。

A. 百分等级　　B. 百分点

C. 十分位数　　D. 百分位数

A。【解析】一个测验分数的百分等级是指在常模样本中低于这个分数的人数百分比。百分点即百分位数，指计算处于某一百分比例的人对应的测验分数是多少，与百分等级的计算方法正好相反。十分位数是百分位数的一个变式，百分位数是将量表分成 100 份，十分位数将量表分成 10 份。

【例 9·单选题】比率智商被定义为(　　)。

A. 心理年龄乘以实足年龄　　B. 心理年龄除以实足年龄

C. 实足年龄除以心理年龄　　D. 实足年龄减去心理年龄

B。【解析】比率智商是心理年龄与实足年龄之比。

【例 10·单选题】韦克斯勒将离差智商的平均数定为 100，标准差定为(　　)。

A. 16　　B. 15

C. 14　　D. 13

B。【解析】常见的标准分数有 T 分数、标准九分、标准十分、标准二十分、离差智商等。T 分数是以 50 为平均数，以 10 为标准差来表示的。标准九分是以 5 为平均数、以 2 为标准差的一个分数量表，最早时广泛应用于美国空军和某些教学情境中的分级。标准十分是以 5.5 为平均数，以 1.5 为标准差；标准二十分是以 10 为平均数，以 3 为标准差；使用最广、影响最大的离差智商是以 100 为平均数，一般是以 15 为标准差。

三、常模分数的表示方法(识记)

要　点	内　容
转换表法	转换表(又称为常模表)是将特定的标准化样组的原始分数转换成相对应的等值分数，是最简单、最基本的常模表示方法。 简单的转换表是将单项测验的原始分数转换成一种或几种导出分数。 复杂的转换表包括几个分测验或几种常模团体的原始分数和导出分数的对应关系
剖面图法	将测验分数的转换关系用图形表示出来就是剖面图。 我们可以从剖面图上，直观地看出受测者在各个分测验上的表现及其相对的位置

第三节　测验的信度

一、信度的概念（掌握）

要　点	内　容
定义	同一被试者在不同时间内用同一测验重复测量，或同一被试者在不同时间内用另一套相等的测验测量，所得结果的一致程度就是信度。 信度受随机误差的影响，随机误差越大，信度越低
指标	(1)信度系数与信度指数。信度系数是一种相关系数，往往是同一受测者样本所得的两组资料的相关。 信度系数就是信度指数的平方。 (2)测量标准误。标准误的公式是： $SE = S_x\sqrt{1 - r_{xx}}$ 其中，SE 为测量的标准误， S_x为所得分数的标准差， r_{xx}为测验的信度系数。 测量的标准误与信度之间的关系是互为消长，即信度越低，标准误越大；信度越高，标准误越小

典题精练

【例 11 · 单选题】同一受测者在不同时间内用同一测验重复测量，所得结果的一致程度被称为（　　）。

A. 信度　　B. 效度

C. 难度　　D. 区分度

A。【解析】信度是指同一受测者在不同时间内用同一测验（或用另一套相等的测验）重复测量，所得结果的一致程度。

二、信度评估的方法（掌握）

要　点	内　容
复本信度（又称等值性系数）	(1)计算方法：使用两个内容上等值的但题目不同的测验来测量同一群体，计算出受测者在两个测验上得分的相关系数，即复本信度。 (2)优点：避免重测信度的一些问题。

（续表）

要　点	内　容
复本信度（又称等值性系数）	(3)缺点： ①若测量的行为易受练习的影响，那么复本信度只能减少而不能完全消除这种影响。 ②第二个测验很容易地迁移到同类问题上。 ③对于许多测验来说，建立复本十分困难
重测信度（又称稳定性系数）	(1)计算方法：使用同一测验，在同等条件下对同一组受测者前后施测两次，计算出两次得分间的相关系数，即重测法。 (2)间隔时间：一般两周到四周较宜，间隔时间最好不超过六个月。 (3)优点：可提供有关测验是否随时间而变化的资料，可作为受测者将来行为表现的依据。 (4)缺点：易受练习和记忆的影响。 如果两次测验结果所得的分数差别较大，说明此测验受了随机变量的影响，不能反映较稳定的心理特征
评分者信度	(1)用途：测量不同评分者之间所产生的误差。 (2)计算方法：随机抽取若干份测验卷，由两位评分者按评分标准分别给分，并计算测验卷的两个分数的相关系数，即评分者信度。 (3)要求：一般在成对的受过训练的评分者之间平均一致性达到 0.90 以上时，才被认为是客观的
内部一致性信度	(1)分半信度。采用分半法估计所得的信度系数就是分半信度。 计算方法是采用分半法计算两半分数的相关系数。 缺点：分半法经常会低估信度。 (2)同质性信度。单一的同质性测验不能应对复杂的、异质的变量，因而常常采用若干个相对异质的分测验，并使每个分测验内部具有同质性。 以上两者的区别在于： (1)分半信度反映的是两半测验内容取样的一致程度，属于内部一致性信度系数。 (2)同质性主要反映的是测验内部所有题目间的一致性

典题精练

【例 12 · 单选题】重测信度即(　　)。

A. 等值系数　　B. 等位性系数

C. 相关系数　　D. 稳定性系数

D。【解析】重测信度又称稳定性系数，它是采用重测法，即使用同一测验，在同样条件下对同一组受测者前后施测两次，求两次得分间的相关系数。等值系数指的是复本信度，它是以两个等值但题目不同的测验来测量同一群体，然后求得受测者在两个测验上得分的相关系数。

【例 13 · 单选题】重测信度的再测时距一般是(　　)。

A. 2 ~ 4 周　　B. 3 ~ 5 周

C. 2 ~ 6 周　　D. 4 ~ 8 周

A。【解析】在运用重测信度时，两次施测间隔时间一般是两周到四周，最好不超过六个月。

三、信度与测验分数的解释(掌握)

要　点	内　容
解释真实分数与实得分数的相关	信度系数代表的是总的方差中有多少比例是由真实分数的方差决定的，即测验的总变异中真分数造成的变异占百分之几。 信度系数的分布是 0.00 ~ 1.00 之间的正数范围，其代表了从缺乏信度到完全可信的所有状况。特殊情况有： (1) $r_{xx}=1.00$，表示完全没有测量误差，所有的变异均来自真实分数。 (2) $r_{xx}=0$，表示所有的变异和差别都反映的是测量误差
确定信度可接受的水平	(1)一般原则： ①当 $r_{xx}\geqslant 0.85$ 时，可用来鉴别或预测个人成绩或作为。 ②当 $0.70\leqslant r_{xx}<0.85$ 时，可用于团体比较。 ③当 $r_{xx}<0.70$ 时，测验因不可靠而不能用。 人格测验、态度、兴趣、价值观等测验的信度系数一般在 0.80 ~ 0.85 或更高些；一般的能力测验、成就测验的信度系数都在 0.90 以上，有的甚至可以达到 0.95。 (2)另一个原则：新编的测验信度应高于原有的同类测验或相似测验

（续表）

要　点	内　容
解释个人分数的意义	信度解释个人分数的意义表现在： (1)估计真实分数的范围。 (2)了解实得分数再测时可能的变化情形。 测量标准误可以通过第一次测验的结果及信度估计得到，即 $SE = S_x\sqrt{1 - r_{xx}}$ 其中，SE 为测量的标准误， S_x为所得分数的标准差， r_{xx}为测验的信度系数。 根据上述公式，人们一般采用95%的概率水平，其置信区间为： $X - 1.96SE < X_T \leqslant X + 1.96SE$
比较不同测验分数的差异	比较不同测验分数的差异包括两个人不同分数的差别和同一受测者在两个测验上的差别。其公式为： $SEd = S\sqrt{2 - r_{xx} - r_{yy}}$ 其中，SEd 为差异的标准误， S 为两个测验使用的标准差。 上式中的标准差必须相同，否则不可以比较

四、影响信度的因素（掌握）

1. 影响信度的因素

要　点	内　容
样本特征	(1)样本团体异质性的影响。通常若信度的取样团体较为异质，则可能会高估测验的信度。 (2)样本团体平均能力水平的影响。对于不同水平的团体，每个题目在难度上的微小差异累计起来便会影响信度
测验难度	难度对信度的影响，只存在于智力测验、成就测验、能力倾向测验等测验中。 一个标准化的测验，应根据不同能力水平报告测验的难度，以作为选择测验的参考
测验长度 （即测题数量）	(1)测验越长，测题取样或内容取样越有代表性。 (2)测验越长，被测者的猜测因素影响就越小。 增加测验长度的效果需遵循报酬递减率原则
时间间隔	重测信度和重测复本信度存在时间间隔问题。 对于再测法或复本法求信度来说，两次测验相隔时间越短，其信度系数越大；反之，其信度系数越低

2. 信度的特殊问题

要　点	内　容
速度测验的信度	对于速度测验，不存在评分者信度，不能计算同质性信度
分测验的信度	有些测验包含有几个分测验，这些分测验可以合成一个总分，也可以分别处理。 注意：当一个测验有几个分测验时，如果整个测验只有一个总的信度估计，那么分测验的分数与合成分数并不一样可靠（一般情况下，分测验分数不如合成分数可靠）

第四节　测验的效度

一、效度概述（掌握）

要　点	内　容
定义	在心理测验中，效度是指一个心理测验的准确性，即测量的与所要测量的心理特点之间的符合程度。 测量的效度受随机误差、系统误差的影响。可信的测验不一定有效，但有效的测验一定可信
性质	(1)相对性。任何测验的效度都必须考虑其目的与功能。 (2)连续性
信度与效度的关系	联系： (1)信度是效度的必要而非充分条件。 (2)效度受信度制约，测验的效度不会超过信度的平方根。 区别：所涉及的误差不同。信度考虑的是随机误差的影响，效度则还包括与测验无关但稳定的测量误差

典题精练

【例 14 · 单选题】影响信度的是（　　）。

A. 系统误差　　B. 测量误差

C. 恒定误差　　D. 随机误差

D。【解析】信度考虑的是随机误差的影响，效度则还包括与测验无关但稳定的测量误差。

二、效度评估的方法(掌握)

1. 内容效度

要点	内容
定义	内容效度是测验题目对有关内容或行为取样的适用性,即该测验是否是所要测量的行为领域的代表性取样
评估方法	(1)专家判断法。专家判断法是确定一个测验是否有内容效度的最常用的方法。在运用专家判断法时,可采用以下三个步骤使得内容效度的确定过程更为客观,弥补不同专家对同一测验的判断可能出现的不一致: ①定义好测验内容的总体范围,描述有关的知识、技能及所用材料的来源。 ②编制双向细目表,确定内容与技能分别占的比例,并由测验编制者确定各题所测的内容与技能。 ③制定评定量表来测量测验的整个效度。由每位评判者在评定量表上做出判断,从而获得测验内容效度的证据。 (2)统计分析法。 (3)经验推测法
特性	(1)不是普遍适用的,是根据具体情况分析得来的。 (2)有时间上的特性。 (3)内容效度与表面效度不同。表面效度是由外行对测验作表面上的检查确定的,它不反映测验实际测量的东西,只是指测验表面上看来好像是测量所要测的东西。表面效度只考虑题目与测量目的之间明显的、直接的关系。 内容效度是由够资格的判断者(专家)详尽地、系统地对测验作评价而建立的,考虑题目与测量目的和内容总体之间逻辑上的深层关系

2. 构想效度

要点	内容
定义	构想效度是指测验时能测量到的理论构思或特质的程度,即测验的结果是否能证实或解释某一理论的假设、术语或构想,解释的程度如何
构想效度的估计方法	(1)对测验本身的分析。对测验本身的分析是通过研究测验内部结构来界定理论构想,为构想效度提供证据。这些证据包括: ①测验的内容效度。 ②测验的内部一致性指标。 ③分析受测者对题目的反应特点。 (2)测验间的相互比较。这类方法能为构想效度提供的证据包括: ①相容效度。 ②区分效度。 因素分析法是建立构想效度的常用方法。 (3)效标效度的研究证明。证实构想效度的方法有: ①观察受测者的行为特点和心理特质是否符合假设。

（续表）

要　点	内　容
构想效度的估计方法	②分析心理特质的发展变化。该方法的适用性是有限的，只有涉及发展变化特点的理论构想才能用此法验证。 (4)实验法和观察法证实

典题精练

【例 15·单选题】测验能够测量到理论上的构想或特质的程度，被称为（　　）。

A. 内容效度　　B. 表面效度

C. 效标效度　　D. 构想效度

D。【解析】内容效度指的是测验题目对有关内容或行为取样的适用性，即该测验是否是所欲测量的行为领域的代表性取样；表面效度是由外行对测验作表面上的检查确定的；效标效度（又称实证效度）主要是看测验对效标预测得如何；构想效度指测验能够测量到理论上的构想或特质的程度，即测验的结果是否能证实或解释某一理论的假设、术语或构想，解释的程度如何。

3. 效标效度

要　点	内　容
定义	(1)效标效度（又称实证效度），是指测验对效标预测得如何，反映的是测验预测个体在某种情境下行为表现的有效性程度。 (2)效标效度根据效标资料是否与测验分数同时获得，可分为： ①同时效度。同时效度是指测验所得的分数可与效标同时验证，通常与心理特征的评估和诊断有关。同时效度与用来诊断现状的测验有关。 ②预测效度。预测效度与预测将来结果的测验有关。 (3)在检验一个测验的效标效度时，需要有合适的效标。一个好的效标必须具备的条件包括： ①效标测量本身必须有效。 ②效标必须具有较高的信度，稳定可靠，不受时间等因素的影响。 ③效标可以客观地加以测量，可用数据/等级来表示。 ④效标测量的方法应简单、省时省力及经济实用
评估方法	(1)相关法。相关法是评估效标效度最常用的方法。效度系数是测验分数与效标资料间的相关系数。其计算方法有积差相关法、点二列相关公式或二列相关公式。 (2)区分法。该方法是检验测验分数能否有效地区分由效标所定义的团体的一种方法。其具体做法是分析高分组与低分组分布的重叠量。重叠量越小，两组分数差异越大，则测验的效度越好。 (3)命中率法。在使用该方法时，以测验分数和效标资料为划分标准，会出现以下四种情况： ①预测成功，实际也成功。

（续表）

要 点	内 容
评估方法	②预测成功，但实际失败。 ③预测失败，但实际成功。 ④预测失败，实际也失败。 命中率的计算方法有： ①计算总命中率（P_{CT}）。其公式为： $P_{CT}=\frac{命中}{命中+失误}=\frac{B+C}{A+B+C+D}$ ②计算正命中率（P_{CP}）。其公式为： $P_{CP}=\frac{测验与效标皆成功人数}{测验成功人数}=\frac{B}{A+B}$ 正命中率高低随划分测验分数成功与失败的临界分数的高低而变化，临界分数越低，正命中率越低；临界分数越高，正命中率越高

典题精练

【例 16·单选题】检验测验分数能否有效地区分由效标所定义的团体的一种方法是（　　）。

A. 区分法　　B. 相关法

C. 命中率法　　D. 失误法

A。【解析】检验测验分数能否有效地区分由效标所定义的团体的一种方法是区分法。此外，效标效度的评估还有相关法和命中率法，相关法是求测验分数与效标资料间的相关，相关系数称为效度系数；命中率法是指当测验用来做取舍的依据时，用其正确决定的比例作为效度指标的一种方法。

三、效度的功能（识记）

1. 预测误差

估计的标准误（Sest）是指所有具有某一测验分数的受测者其效标分数分布的标准差，即预测误差大小的估计值，是对真正分数估计的误差大小。其计算公式是：

$$Sest=S_y\sqrt{1-r_{xy}^2}$$

其中，r_{xy}^2为效度系数的平方，即决定系数，

S_y为效标成绩的标准差。

判定标准：

（1）当 Sest =0 时，测验效度非常完美，测验分数可完全代替效标。

（2）当 Sest = S_y时，测验效度为零，测验靠猜。

2. 预测效标分数

Y 对 X 的回归方程为：

$$\hat{Y}=a+b_{yx}X$$

其中，$\hat{Y}$是预测的效标分数，

a 是纵轴的截距，用来纠正平均数的差异，

b_{yx}是斜率，即 Y 向 X 回归的系数，

X 为测验分数。

3. 预测效率指数

设无关系数 $K=\sqrt{1-r_{xy}^2}=Sest/S_y$，K 值的大小表明预测源分数与效标分数无关的程度。

预测效率指数 $E=100(1-K)$，E 值的大小表明使用测验比盲目猜测能减少多少误差。

四、影响效度的因素（掌握）

1. 测验本身的因素

测验要想具有高效度，需保证：

（1）按先易后难的顺序，对测题进行排列。

（2）测验长度要恰当，要有一定的测题量。

（3）测题难度要适中，要有较高的区分度。

（4）设计测题时，应尽量避免容易引起误差的题型。

（5）测验的材料须对整个内容具有代表性。

2. 测验实施中的干扰因素

（1）受测者的影响因素。

（2）主测者的影响因素。

3. 样本团体的性质

（1）样本团体的异质性。样本团体越异质，分数分布范围越大，测验效度就越高；反之，则相反。影响样本团体的异质性的情况有：

①选拔的标准太高，导致样本团体的同质性增加，从而使测验的效度降低。

②只以选拔的受测者团体参加效度研究，从而使测验的效度降低。

（2）干涉变量。干涉变量包括年龄、性别、智力、兴趣、教育水平、动机、职业和任何其他有关的特征。美国心理学家吉赛利针对如何确定干涉变量提了一套方法：

①用回归方程求得每个受测者的预测效标分数，然后将该分数与实际效标分数进行比较，得到差异分数 D。若 D 的绝对值很大，则说明测验中可能存在干涉变量。

②依据样本团体的组成分析，找出对照组，分别计算效度，找出干涉变量。

③根据某些易见的干涉变量将欲测团体区分为两个亚团体：预测性高的团体和预测性低的团体。对于预测性高的团体，获得的测验效度会有所提高。

第五节 项目分析

一、项目分析的方法(掌握)

一般来说,测验的项目分析包括:

(1)定量分析。定量分析主要是指对题目难度、区分度等进行分析。

(2)定性分析。考虑内容效度、题目编写的恰当性和有效性等都属于定性分析。

二、项目的难度(掌握)

要点	内容
定义	项目的难易程度就是难度。 难度的指标一般用通过率表示: $$P = R/N \times 100\%$$ 其中,P 为项目的难度, R 为答对或通过该项目的人数, N 为全体受测者人数。 P 值越大(即通过人数越多),难度越低;P 值越小,难度越高
计算方法	(1)二分法计分的项目。其使用对象是选择题,错误计 0 分,通过计 1 分。 二分法计分的分组方法是按被测者的总分高低排列,然后取得分最高的 27% 的被测者作为高分组,得分最低的 27% 的被测者作为低分组。其计算公式是: $$P = (P_H + P_L)/2$$ 其中,P 为难度, P_H 为高分组通过率, P_L 为低分组通过率。 (2)非二分法计分的项目。该方法是针对问答题和不能使用二分法计分项目的。其计算公式是: $$P = \overline{X}/X_{max} \times 100\%$$ 其中,$\overline{X}$ 为全体受测者在该题上的平均分, X_{max} 为该题的满分
确定难度水平	(1)项目的难度。测验的目的、性质以及项目的形式决定了项目的难度大小。 难度 P 的值越接近 0 或 1,越无法区分被试者之间能力的差异;P 的值越接近 0.5,区别力越高。 难度 P 的取值要求有: ①是非题目,P 取 0.75 最为适宜。 ②四选一题目,P 取 0.63 最合适。 ③选择题,P 值一般应大于概率水平。

（续表）

要　点	内　容
确定难度水平	(2)测验的难度。组成测验项目的难度直接决定了测验的难度。 测验难度适中则其分数分布呈常态分布，这是大多数设计者希望的难度。 测试偏难则其分数分布呈正偏态。 测验偏易则其分数分布呈负偏态

三、项目的区分度（掌握）

要　点	内　容
定义	项目的区分度是测验项目对被测者的心理特性的区分能力，也叫鉴别力。在理论上，其是以项目得分的高低和实际能力水平的高低之间的相关来表示的。 项目区分度是评价项目质量、筛选项目的主要指标，同时也是影响测验效度的重要因素
计算方法	(1)鉴别指数。鉴别指数的指标是高分组与低分组的通过率或得分率的差，即： $D=P_H-P_L$ 其中，D 为鉴别指数， P_H为高分组在该项目上的通过率或得分率， P_L为低分组在该项目上的通过率或得分率。 若 $P_H>P_L$，则 $D>0$，D 越大，说明该项目区分两种不同水平的程度越高。 若 $P_H<P_L$，则 $D<0$，表明项目有问题。 该方法的主要步骤为： ①按测验总分的高低进行排列答卷。 ②确定高分组与低分组，每一组取答卷总数的 27%。 ③计算高分组与低分组在该项目上的通过率或得分率。 ④按上述公式估计出项目的鉴别指数。 美国测验专家伊贝尔在 1965 年提出了项目鉴别指数与评价标准：鉴别指数在0.40以上的，项目评价为很好；在 0.30～0.39，项目评价良好，修改后会更佳；在 0.20～0.29，项目评价为尚可，但需修改；在 0.19 以下，项目评价为差，必须淘汰。 (2)相关法。相关法是以某一项目分数与效标成绩或测验总分的相关作为该项目区分度的指标，是计算区分度最常用的方法。相关法主要有： ①点二列相关法。 ②二列相关法。 ③Φ 相关法。 相关越高，说明项目越具有区分的功能。区分度的取值范围是 -1～+1，若项目得分与实际能力水平之间呈负相关，则区分度为负值（一般很少发生，如果出现，该项目应该淘汰）；若呈正相关，则区分度为正值；相关系数越大，区分度越高
区分度与难度的关系	区分度与难度之间关系密切。不存在绝对的难度和区分度。难度在 0.50 左右的试题会使测验具有更大的区别力

典题精练

【例 17 · 单选题】如果一个测验项目的鉴别指数为 0.29,则该项目可评价为(　　)。

A. 很好,无需修改　　B. 良好,修改后更佳

C. 尚可,但需修改　　D. 差,必须淘汰

C。【解析】鉴别指数在 0.40 以上的,项目评价为很好;在 0.30 ~ 0.39,项目评价良好,修改后会更佳;在 0.20 ~ 0.29,项目评价为尚可,但需修改;在 0.19 以下,项目评价为差,必须淘汰。

【例 18 · 多选题】项目区分度的计算方法包括(　　)。

A. 鉴别指数法　　B. 点二列相关法

C. 通过率法　　D. 二列相关法

ABD。【解析】项目区分度指测验项目对受测者的心理特性的区分能力。项目区分度的计算方法有鉴别指数法和相关法,其中相关法主要有点二列相关法、二列相关法和 Φ 相关法。

第六节　测验编制的一般程序

一、测验的目标分析(识记)

要　点	内　容
测验的对象	测验的对象是指明确测验编成后所适用的团体。如龚耀先教授在修订韦氏智力测验时,将其分为城市版和农村版
测验的用途	(1)显示性测验。测验题目和所要测量的心理特征相似的测验就是显示性测验。古德纳夫将显示性测验细分为样本测验和标记测验。前者是指题目取自一个很明确的总体的测验,如测量学生的四则混合运算能力;后者是指题目取自一个全开放的总体的测验,如智力测验。 (2)预测性测验。预测一些没被测量的行为的测验就是预测性测验
测验的目标	心理测验的目标是指用来测量什么样的心理变量或行为特征,即编制的测验是测什么的。 目标分析一般可分为三种情况: (1)工作分析,又称任务分析。该分析包括以下两个步骤: ①确定可以使要预测的活动达到成功的心理特征和行为有哪些。 ②建立衡量受测者是否成功的标准,即效标。 (2)定义特定概念。 (3)确定测验的具体内容

二、测题的编写（掌握）

<table>
<tr><th>要 点</th><th colspan="2">内 容</th></tr>
<tr><td>收集资料</td><td colspan="2">题目的来源有：
(1)已出版的标准测验。这是最简单、最直接的方法。
(2)理论和专家的经验。
(3)临床观察和记录</td></tr>
<tr><td rowspan="4">命题原则</td><td>内容方面</td><td>(1)题目的内容符合测验的目的。
(2)题目之间的内容相互独立。
(3)内容取样要有代表性，符合测验计划的内容，比例适当</td></tr>
<tr><td>文字方面</td><td>(1)使用准确的当代语言，避免出现生僻的字句或词汇。
(2)语句要简明扼要，既要排除和答案不相关的因素，又不要遗漏答题所依据的必要条件。
(3)一句话说明一个概念，不要使用两个或两个以上的观念，意义必须明确，不得暧昧或含糊，尽量少使用双重否定句</td></tr>
<tr><td>理解方面</td><td>(1)题目有确切的答案。
(2)题目的内容不超出受测团体的知识水平和理解能力范围。
(3)题目不会使人费解或有歧义</td></tr>
<tr><td>社会敏感性方面</td><td>题目应避开社会敏感性问题、社会禁忌或个人隐私的内容。
菲力普列举了以下三条策略：
(1)在命题时，假定被测者具有某种行为。
(2)在命题时，假定规范是不一致的。
(3)指出该行为虽然是违规的，但却是常见的</td></tr>
<tr><td rowspan="2">编制要领</td><td>选择题</td><td>在编写选择题时要注意：
(1)题干所提的问题必须明确，尽量使用简单而且明晰的词语。
(2)避免题干用词与选项用词一致。
(3)选项要简明扼要。
(4)各选项长度应相等。
(5)选项最好用同一形式。
(6)每道题只给一个正确答案，其他属诱答</td></tr>
<tr><td>是非题</td><td>在编写是非题（又称正误题）时要注意：
(1)内容的基础是有意义的概念、事实或基本原则。
(2)题目若是表达意见，应说明意见的来源和根据。
(3)每道题只能包含一个概念。
(4)最好采用直接叙述，尽量避免否定的叙述，特别是双重否定。
(5)数目应有适当比例，基本相等，且随机排列</td></tr>
</table>

（续表）

要 点	内 容	
编制要领	简答题	编写简答题的原则有： (1)宜用问句形式。 (2)若是填充形式，空格不宜太多，且所空出的应该是关键词句，并将空格尽量放在最后。 (3)每道题应只有一个正确答案，且答案要简短、具体
	操作题	编写操作题的原则有： (1)明确所要测量的目标，并将其操作化。 (2)尽量选择逼真度较高的项目。 (3)指导语要简明扼要。 (4)制定评分标准和确定计分方法

典题精练

【例 19 · 多选题】心理测验的测题编写时，题目的来源可以是（　　）。

A. 临床观察和记录　　B. 理论和专家的经验

C. 已经出版的标准测验　　D. 文学作品的语言

ABC。【解析】测验计划编制好后，就要收集有关资料作为命题取材的依据，一个测验的好坏和测验材料的选择适当与否有密切关系。题目的来源可分为三个方面：已出版的标准测验、理论和专家的经验、临床观察和记录。最简单、最直接的方法是从已经出版的各种标准测验中选择合适的题目。

三、测验的编排和组织（掌握）

1. 合成测验

要 点	内 容
选择与审定试题	(1)选择试题形式。在选择题目形式时，需要注意的内容有： ①接受测验的团体的特点。 ②各种实际因素。 ③测验的目的和材料的性质。 (2)审定题目。审定题目应注意的问题： ①题目的范围和测验计划所列的内容技能双向细目表应相一致。 ②为备筛选或编制复本，题目的数量要比最后所需的数目多一倍甚至几倍。 ③题目的说明必须清楚明白。 ④题目的难度必须符合测验的目的

（续表）

要　点	内　容
测题的编排	(1)常见的测题排列方式有： ①并列直进式。如韦克斯勒智力量表。 ②混合螺旋式。如比内—西蒙量表。 混合螺旋式排列的步骤是：第一步，将各类试题依难度分成若干不同的层次。第二步，将不同性质的试题予以组合，做交叉式的排列，其难度渐次上升。 混合螺旋式排列的优点是，受测者对各类试题循序作答，从而维持作答的兴趣。 (2)测验编排的一般原则有： ①测题的难度宜由低到高逐步上升。 ②注意各种类型测题本身所具有的特点。 ③同类型的测题尽可能地组合在一起

典题精练

【例20·单选题】比内—西蒙量表的编排方法是（　　）。

A. 因素分析法　　B. 混合螺旋式

C. 并列直进式　　D. 逻辑分解式

B。**【解析】**常见的测题排列方式有混合螺旋式和并列直进式。混合螺旋式指先将各类试题依难度分成若干不同的层次，再将不同性质的试题予以组合，做交叉式的排列，其难度则依次上升，如比内—西蒙智力量表；并列直进式是将整个测验按试题材料的性质归为若干个分测验，同一分测验的试题则依其难度由易到难排列，如韦克斯勒智力量表。

2. 测验的预试

要　点	内　容
预测	预测的目的是获得受测者对题目如何反应的资料。 预测时应注意的问题有： (1)预测对象来自将来正式测验准备应用的群体，且取样时应具有代表性，人数应适中。 (2)预测的实施过程与情境应与将来正式测验时的情况相近似。 (3)预测时限应放宽，最好使每个受测者都能将题目做完，以使收集的反应资料较充分和统计分析的结果更为可靠。 (4)在预测过程中，应随时记录受测者的反应
项目分析	项目分析包括： (1)量的分析。量的分析是对预测结果进行统计分析，确定题目的区分度、难度、备选答案的适合度等。 (2)质的分析。质的分析是从内容取样的适用性、题目的思想性、表达是否清楚等方面加以评价

3. 信度和效度考察

要　点	内　容
信度	信度是衡量测验质量最基本的指标，较高的信度是测验有效的必要条件
效度	若一个测验的效度很低，则说明它所要测的东西与测验所得的不是同一个东西

4. 常模制定

常模的建立方法有：

(1)选取标准化样本，即从目标总体中选择有代表性的一部分人。

(2)对样本施测，并对所得的分数加以统计和整理。

(3)得出一个具有代表性的分数分布，即为该测验的常模。

5. 编写指导手册

测验指导手册是测验使用者评估心理测验优劣的重要依据。

编写指导手册的目的是向测验使用者说明如何实施测验，以提高测验结果的信度和效度。

测验指导手册的内容有：

(1)测验的目的和功用。

(2)测验编制的理论背景和材料的依据。

(3)测验的基本特征。

(4)测验的标准答案或计分标准。

(5)如何实施测验的说明。

(6)常模资料。

第七节　心理测验的使用

一、主测者的资格(掌握)

要　点	内　容
知识结构	(1)基础知识方面，须具备广泛的心理学基础知识。 (2)专业知识方面，除了精通人格心理学、能力心理学、变态心理学外，还应根据自己的工作领域充实相应专业知识
专业理论知识和专业技能	(1)专业理论知识。主测者资格考察的最基本条件是掌握心理测验专业理论知识。其包括： ①主测者对心理测验的特点、性质、作用及局限性有清楚的认识。 ②主测者要了解测验的基本特征，如信度、效度、难度、区分度等心理测量学指标。 ③主测者应熟悉心理测验标准化的必要性等。 (2)专业技能。主测者必须具有实际操作心理测验的专业技能及经验
职业道德	(1)测验的保密和控制使用。 (2)测验中个人隐私的保护

二、测验的选择(掌握)

选择测验必须注意以下方面:

(1)所选测验必须符合测验的目的。

(2)所选测验必须符合心理测量学的要求。

三、测验前的准备及注意事项(重点掌握)

要　点	内　容
测验前的准备工作	(1)预告测验。在测验前,要先通知受测者,确保受测者知道测验的时间、地点和内容范围、测题的类型等。 (2)准备测验材料。 ①个别测验。应检查问卷或器材是否完整,有仪器时应经常对其进行检查及校验,保证良好的工作状态。 ②团体测验。在测验前,所有的测验本、答卷纸、铅笔及其他材料都必须清点、检查和摆放好。 (3)熟悉测验指导语。 (4)熟悉测验的具体程序
测验中主测者的职责	(1)严格依照指导语的要求实施测验。 (2)测验前不讲太多不相关的话。 (3)不应对被试者的反应做出任何暗示性反应,时刻保持和蔼、微笑的态度。另外,在个别施测时,不应让受测者看见计分,可用纸板等物品挡住。 (4)对特殊问题要有心理准备
建立协调关系	建立协调关系要求主测者尽可能地激发受测者的兴趣,使其积极地应试

典题精练

【例21·多选题】心理测验前的准备工作包括(　　)。

A. 预告测验　　B. 熟悉测验指导语

C. 准备测验材料　　D. 熟悉测验的具体程序

ABCD。【解析】测验前的准备工作是保证测试顺利进行和测验实施标准化的必要环节。准备工作主要包括如下四个方面:预告测验、准备测验材料、熟悉测验指导语、熟悉测验的具体程序。

【例22·单选题】实施心理测验时主测者的职责是(　　)。

A. 主测者应时刻保持严肃的态度　　B. 可以按个人理解来解释指导语

C. 出现特殊问题时可以忽略　　D. 测验前不讲太多无关的话

D。【解析】实施心理测验时主测者的职责主要有:(1)应按照指导语的要求实施测验。(2)测验前不讲太多无关的话。(3)不应对被试者的反应做出任何暗示性反应,时刻保持和蔼、微笑的态度。(4)对特殊问题要有心理准备。

四、测验实施的程序及要素(掌握)

要　点	内　容
指导语	(1)对受测者的指导语。该指导语的构成为: ①通过画"√"、口答、书写等方式选择反应形式。 ②通过答卷纸、录音、录像记录反应。 ③时间限制。 ④不能确定正确反应时应如何操作(是否允许猜测等)。 ⑤例题。 ⑥有时告知受测者测验目的。 (2)对主测者的指导语。主测者一定要严格按照施测指导书中的有关规定去做,不能任意发挥和解释
时限	大多数典型行为测验不限时,如人格测验。 最高行为测验因要考虑速度,所以限时间。 测验的时间安排,也是影响测验结果的一个重要因素
测验的环境条件	(1)严格遵循测验手册的要求。 (2)记录任何意外的测验环境因素。 (3)在解释测验结果时必须考虑意外的环境因素

典题精练

【例 23 · 单选题】一般来说,没有时间限制的测验是(　　)。

A. 最高行为测验　　B. 人格测验

C. 速度测验　　D. 智力测验

B。【解析】大多数典型行为测验不受时间限制(如人格测验),在最高行为测验因要考虑速度而限制时间。

五、受测者误差及控制方法(识记)

要　点	内　容
应试技巧与练习效应	(1)应试技巧。一些人由于经历过多次测验,对测验的程序和技能非常熟悉,成为"测验油子",能获得较高的分数。 (2)练习效应。练习效应表现在: ①教育背景较差、经验较少或智力较高的人受练习效应的影响较大。 ②着重速度的测验,练习效应较为明显。 ③重复实施相同的测验,受练习效应影响的程度要大于复本的测验。 ④两次测验之间的时距越大,练习效应越小。 ⑤一般的平均练习效应约在 1/5 个标准差以下,并且仅限于第一次及第二次重测,第三次以后的练习效应增加不明显

（续表）

要　点	内　容
动机与焦虑因素	(1)应试动机。受测者动机越强烈越能取得好成绩。 (2)测验焦虑。测验焦虑会受到能力、抱负水平、人格特点、个体抗压能力、接受测验次数五个因素的影响
反应定势	反应定势(又称为反应风格)是指独立于测验内容的反应倾向。 常见的反应定势对测验的影响有: (1)喜好特殊位置的反应定势。 (2)喜好正面叙述的反应定势。 (3)喜好较长选项的反应定势。 (4)求“快”与求“精确”的反应定势。 (5)猜测的反应定势。 对于以上的影响相应的控制方法有: (1)保证正确答案的位置出现在各位置的概率相等。 (2)编制是非题,保证“是”“否”题大致相等或答“否”题略多。 (3)尽量保证选项的长度一致。 (4)使受测者有足够时间反应,同时注明每道题的答题时间。 (5)暂无明确的方式对猜测进行修正

六、测验的评分(掌握)

要　点	内　容
原始分数的获得	为了使评分尽可能的客观,要做到以下三点要求: (1)及时、清楚地记录受测者的反应,必要时可使用录音、录像记录。 (2)要有计分键,计分键可根据测验类型设置。 (3)将受测者的反应和计分键进行比较,对受测者的反应进行分类
原始分数的转换	将原始分数经过处理和对照参照标准得出来新的分数,即导出分数,与常模样本进行比较、解释

七、测验结果的报告(掌握)

要　点	内　容
测验分数的综合分析	(1)依据心理测验的特点进行分析。 (2)避免将分数绝对化,不可单凭一次测验结果就轻易下结论。具体的做法有: ①考虑个体在测验前的经历对测验的影响。 ②注意测验情境的影响。 ③结合常模资料、测验的信度和效度资料,对测验分数做出准确的解释。 ④不同测验的分数不能直接做对比,需将数据进行等值变换后进行比较

（续表）

要　点	内　容
报告分数的具体建议	在报告分数时要注意以下几个问题： (1)既要告诉当事人测验分数，也要对测验结果进行解释说明。 (2)避免使用专业术语，采用通俗话语解释测验分数及所代表的意义。 (3)向当事人说明他在和什么团体进行比较。 (4)保证当事人知道测验测量或预测什么。 (5)要注意测验可能带给当事人的心理影响。 (6)使当事人知道如何运用他的分数。 (7)使当事人积极参与测验分数的解释过程中

同步自测

一、单项选择题

1. 制作世界上第一个心理学量表的学者是(　　)。

A. 卡特尔　　B. 高尔顿

C. 比内和西蒙　　D. 艾里克森

2. 心理测量的性质不包括(　　)。

A. 间接性　　B. 相对性

C. 直接性　　D. 客观性

3. 一般说来，常模样本量应不低于(　　)个。

A. 20 或 250　　B. 80 或 1000

C. 100 或 500　　D. 30 或 100

4. 在抽样前需要根据目标总体计算组距的是(　　)。

A. 简单随机抽样　　B. 系统抽样

C. 分层抽样　　D. 分组抽样

5. 重测信度又被称为(　　)。

A. 稳定性系数　　B. 相关系数

C. 等值性系数　　D. 等位性系数

6. 一般要求在成对的受过训练的评分者之间的平均一致性达(　　)以上，才认为评分是客观的。

A. 0.5　　B. 0.9

C. 0.25　　D. 0.7

7. 效度的功能不包括(　　)。

A. 预测误差　　B. 预测效率指数

C. 预测稳定性系数　　D. 预测效标分数

8. 测验的结果是否能证实或解释某一理论的假设、术语或构想,解释的程度如何是指(　　)。

A. 内容效度　　B. 构想效度

C. 效标效度　　D. 逻辑效度

9. 项目的难度P值越接近(　　),区别力越高。

A. 0.75　　B. 0.5

C. 0　　D. 1

10. 是非题的难度值以(　　)为宜。

A. 0.75　　B. 0.5

C. 0　　D. 1

11. 关于编制测验的说法中,正确的是(　　)。

A. 为了更多地了解受测者的情况,编制测验的题目应尽可能的多

B. 在文字上可以使用双重否定句

C. 尽量避开社会敏感性问题

D. 测验题目在内容可以相互关联

12. 由于每个人回答问题的习惯不同,而使能力相同的受测者得到不同的测验分数,这是指(　　)。

A. 反应定势　　B. 焦虑倾向

C. 应试技巧　　D. 应试动机

13. 关于主测者的职责说法中,不正确的是(　　)。

A. 主测者可以在测试前随意说话,在测试开始后少说话

B. 主测者不得做出暗示动作

C. 主测者不应让受测者看到计分

D. 主测者应使用中性态度介绍的指导语

14. 在向受测当事人报告分数时,以下做法不正确的是(　　)。

A. 告知测验分数,并作出解释

B. 向当事人说明测验是与什么团体做比较

C. 向当事人说明应如何运用测验结果

D. 使用专业术语

二、多项选择题

1. 根据测验材料的严谨程度，可将心理测验分为(　　)。

A. 操作测验　　B. 投射测验

C. 团体测验　　D. 客观测验

2. 常用的取样方法有(　　)。

A. 简单随机抽样　　B. 系统抽样

C. 分层抽样　　D. 分组抽样

3. 信度与标准误的关系是(　　)。

A. 信度越低，标准误越大　　B. 信度越高，标准误越大

C. 信度越高，标准误越小　　D. 信度越低，标准误越小

4. 在进行心理测验时，影响测量效度的因素有(　　)。

A. 系统误差　　B. 绝对误差

C. 恒定误差　　D. 随机误差

5. 常见的测题排列方式有(　　)。

A. 并列直进式　　B. 混合直进式

C. 混合螺旋式　　D. 并列螺旋式

6. 计算区分度常用的相关法有(　　)。

A. 二列相关法　　B. 等比相关法

C. Φ 相关法　　D. 点二列相关法

7. 测验编排的一般原则有(　　)。

A. 测题的难易程度宜逐步上升

B. 注意各种类型测题本身的特点

C. 尽可能将同类型的测题组合在一起

D. 尽可能将测题使用并列直进式排列

8. 关于测验焦虑的说法中，正确的有(　　)。

A. 能力高的人，测验焦虑一般较低

B. 情绪不稳定的人，不容易产生测验焦虑

C. 抱负水平高的人，测验焦虑较高

D. 经过多次测验的人测验焦虑较低

答案详解

一、单项选择题

1. C。【解析】卡特尔发表的“心理测验与测量”，是心理测验第一次出现于心理学文献中。高尔顿是首先倡导科学心理测验的学者。艾里克森编制的人格问卷可以测量受测者的人格特征。

2. C。【解析】心理测量无法直接测量，只能通过测量人的外显行为间接测量。

3. D。【解析】一般情况下，样本最低不小于30个或100个，对于全国性常模，一般应为2000～3000人。

4. B。【解析】将已编好号码的个体排成顺序，然后每隔若干个号码抽取一个，是等距抽样又称系统抽样。进行系统抽样时，需要先计算组距。

5. A。【解析】重测信度又称稳定性系数，其计算方法是采用重测法，即使用同一测验，在同样条件下对同一组受测者前后施测两次，求两次得分间的相关系数。

6. B。【解析】为了衡量评分者之间的信度高低，可随机抽取若干份测验卷，由两位评分者按评分标准分别给分，然后再根据每份测验卷的两个分数计算相关，即得评分者信度。一般要求在成对的受过训练的评分者之间平均一致性达0.90以上，才认为评分是客观的。

7. C。【解析】效度的功能有预测误差、预测效率指数、预测效标分数。稳定性系数即重测信度。

8. B。【解析】内容效度是测验题目对有关内容或行为取样的适用性，即该测验是否是所欲测量的行为领域的代表性取样；测验预测个体在某种情境下行为表现的有效性程度是效标效度。题干描述的是构想效度。

9. B。【解析】项目难度即P值越接近于0或者1时，越无法区分受测者之间的能力差异；越接近0.5，区别力越高。

10. A。【解析】是非题的难度值应该为0.75最为合适，四选一的题，其难度值为0.63最为合适。

11. C。【解析】编制测验的题目数量应该适中；在文字上要表达清晰，尽量少使用双重否定；测验题目之间的内容应相互独立，互不牵连，切忌一个题目的答案影响对另一个题目的回答。

12. A。【解析】反应定势是独立于测验内容的反应倾向，即由于每个人回答问题的习惯不同，而使能力相同的受测者得到不同的测验分数。

13. A。【解析】主测者在测试前不能说太多无关的话。

14. D。【解析】在解释测验结果时，为使当事人明白测验分数及其代表的意义应尽可能使用通俗易懂的语言，避免使用专业术语。

二、多项选择题

1. BD。【解析】文字测验和操作测验是按测验材料的性质分类的，个别测验和团体测验是按测验的方式分类的。

2. ABCD。【解析】在进行心理测验时，简单随机抽样、系统抽样、分层抽样、分组抽样是常用的取样方法。

3. AC。【解析】测量的标准误与信度之间是互为消长的关系，即信度越高，标准误越小；信度越低，标准误越大。

4. AD。【解析】测量的效度不仅受随机误差的影响，同时也受系统误差的影响。

5. AC。【解析】常见的测题排列方式是混合螺旋式和并列直进式。混合螺旋式如比内—西蒙智力量表；并列直进式如韦克斯勒智力量表。

6. ACD。【解析】计算区分度最常用的方法是相关法，其包括点二列相关、二列相关和Φ相关法。

7. ABC。【解析】测验类型不同，其编排也会不同，但应遵循以下三个原则：测题的难易程度宜逐步上升、注意各种类型测题本身的特点、尽可能将同类型的测题组合在一起。并列直进式和混合螺旋式是常见的两种测题排列方式。

8. ACD。【解析】缺乏自信、情绪不稳定、患得患失的人，比较容易产生测验焦虑。

第六章　咨询心理学知识

考纲图析

- 咨询心理学知识
  - 概述
    - 咨询心理学的简史与现状
    - 心理咨询的基本概念
    - 心理咨询师的基本条件
    - 我国心理咨询的历史、现状与展望
  - 历史上的几种理论观点
    - 精神分析理论观点
    - 行为主义理论观点
    - 认知心理学观点
    - 存在—人本主义心理学在咨询心理学中的理论观点
    - 人性心理学在心理咨询和心理治疗中的理论观点
  - 心理咨询的对象、任务、分类和一般程序
    - 心理咨询的对象、任务
    - 心理咨询的分类和一般程序
  - 不同年龄阶段的心理咨询
    - 幼儿期、儿童期的心理咨询
    - 少年期的心理咨询
    - 青年期的心理咨询
    - 中年期的心理咨询
    - 老年期的心理问题
  - 婚恋、家庭心理咨询
    - 恋爱问题的心理咨询
    - 婚姻问题的心理咨询
    - 家庭问题的心理咨询
  - 性心理咨询
    - 人类性科学概述
    - 性心理咨询的内容与方法
    - 性行为问题

知识解读

第一节　概　述

一、咨询心理学的简史与现状（识记）

1. 心理咨询产生的背景条件

代表人物	主要贡献
高尔顿	1882 年，高尔顿通过使用测量的方法进行心理活动个别差异的研究，并建立了“自由联想”方法
卡特尔	1890 年，卡特尔发表论文《心理测验与测量》
韦特默	1896 年，韦特默在宾夕法尼亚大学开办儿童行为矫正诊所，提出了临床心理学概念；1907 年创办专业刊物
比内、西蒙	1904 年，比内、西蒙共同合作致力于智力测量量表的编制
大卫	1907 年，大卫对学生行为问题进行指导，防止其行为出现问题
帕森斯	1908 年，帕森斯创立职业指导机构，职业指导运动兴起

2. 心理咨询专业的发展

咨询心理学学科地位得到确认的过程：

（1）心理咨询起源于 1896 年诞生的《临床心理学》。

（2）以威尔森为代表的学者在 20 世纪 30 年代后开始对心理测验和个体差异进行研究。

（3）美国心理学会咨询心理学分会于 1953 年规定了心理咨询专家的培养标准，美国心理学会伦理基准委员会公布了美国心理学会伦理纲领。

（4）二十多名心理学家于 1954 年创办心理咨询的专业杂志——《咨询心理学杂志》。

（5）美国心理学会于 1955 年正式颁发心理咨询专家执照。

（6）美国心理学会咨询心理学分会的定义委员会于 1956 年发表了一篇题为《作为一个专业分支的咨询心理学》的报告书，规定了心理咨询专业人员的工作目标。

（7）20 世纪 40 年代，心理咨询工作在欧洲大陆也出现了新的面貌，二战结束后，心理学重获新生，且得到了快速发展。

二、心理咨询的基本概念（掌握）

1. 心理咨询师的职业定义

我国于 2001 年 8 月颁布了《心理咨询师国家职业标准》（试用版），认为心理咨询师是运用心理学以及相关知识，遵循心理学原则，通过心理咨询的技术与方法，帮助求助者

解除心理问题的专业人员。这一定义的主要内容有:

(1)心理咨询作为一种职业,心理咨询师需要掌握心理学的一般知识和心理咨询临床操作的相关知识。

(2)心理咨询师使用的方法是心理咨询的技术和方法,并不包括药物的使用。

(3)心理咨询师要明确咨询关系是"求"和"帮"的关系。

(4)心理咨询师帮助求助者解决的是他们的心理问题或由心理问题引发的行为问题或躯体症状,而不是任何生活中的具体问题。

2. 心理咨询的操作性定义

(1)1942 年,罗杰斯认为心理咨询是通过与个体保持直接的和连续的接触,向个体提供心理帮助并力图促使其行为、态度发生转变的过程。

(2)1949 年,威廉森等将心理咨询解释为受过心理咨询专业训练的 A(咨询师)对 B(求助者)在面对面的方式下进行心理援助的过程。

(3)1989 年,陈仲庚认为心理咨询是帮助咨询者探索和研究问题,使其自己做出决定的过程。在此过程中应明确待解决问题的性质、咨询师的技术、所要达到的目标三个问题。

(4)1989 年,朱智贤在《心理学大词典》中提出,对心理失常的人,通过心理商谈的程序和方法,使其对自己与环境有一个正确的认识,以改变其态度与行为,并对社会生活有良好的适应。心理失常,有轻度的,有重度的;有属于机能性的,有属于机体性的。心理咨询以轻度的、属于机能性的心理失常为范围。心理咨询的目的,就是要纠正心理上的不平衡,使个人对自己与环境重新有一个清楚的认识,改变态度和行为,以达到对社会生活有良好的适应。

(5)1995 年,李维在《心理学百科全书》中提出,咨询者就访谈对象提出的心理障碍或要求加以矫正的行为问题,运用相应的心理学原理及其技术,借助一定的符号,与访谈者一起进行分析、研究和讨论,揭示引起心理障碍的原因,找出行为问题的症结,探索解决的可能条件和途径,共同协商出摆脱困境的对策,最后使来访者增强信心,克服障碍,维护心理健康。

(6)1987 年,张人俊等提出,心理咨询是通过语言、文字等媒介,给咨询对象以帮助、启发和教育的过程。通过心理咨询,可以使咨询对象的认识、情感和态度有所变化,解决其在学习、工作、生活、疾病和康复等方面出现的心理问题,从而更好地适应环境,保持身心健康。

(7)1987 年,赵耕源在《综合医院心理咨询》中提出,向已经有了心理刺激而尚未发病的人,或已有某些心理疾病(变态心理)或躯体疾病的人,进行心理指导,通过耐心细致的交谈,帮助他避免或消除不利于身心健康的心理社会因素,或认识这些心理社会因素在已发生疾病中的作用,因此能增强对心理刺激与冲突导致疾病的防卫能力,减轻已经发生疾病者的心理负担,树立起对疾病的治疗信心,从而能预防某些精神病、神经症或身心疾病的发生,使工作、学习、生活更美满或促使病者向良好的痊愈方向发展。

(8)1992 年,马建青在《辅导人生——心理咨询学》中提出,心理咨询定义为运用有关心理科学的理论和方法,通过解决咨询对象(即来访者)的心理问题(包括发展性心理问题和障碍性心理问题)来维护和增进身心健康,促进个性发展和潜能开发的过程。

三、心理咨询师的基本条件(掌握)

1. 心理咨询师应有的思维方式和态度

要点	内容
唯物主义观点	(1)咨询师要尊重科学法则,遵循自然规律。 (2)咨询师从事心理咨询依据的是客观事实而不是个人经验,不能利用求助者对心理学的盲目信任去指导求助者。 (3)咨询师要反对任何形式的迷信、巫术。 (4)宗教不能等同于科学的心理咨询
普通联系的观点	咨询师须重视心理活动各要素之间的内在联系。普遍联系的观点的含义有: (1)身心一体的观点。心理和生理相互作用、互为因果。在临床过程常有求助者把心理问题外化为各种躯体的不适,有时把生理状态不佳认为是心理状态不适,这就需要咨询师辩证地分析和对待这些问题。 (2)心理、生理和社会因素交互作用的观点。每一种现实的心理问题,都是生理的、心理的、社会诸因素交互作用的结果,要求心理咨询师能够分析同一时间内各种因素对心理问题的影响,又要能从历史的发展角度分析以往的各类事件对当前心理问题的影响。 (3)整体性观点。人的整个心理活动影响人的心理和行为,其中认知、情绪、情感、动机、行为是互相联系的。如果其中的某一方面出现问题,另外的其他方面也会受牵连
限制性观点	(1)咨询师的职责限制。咨询师的职责受咨询任务的限制,而心理咨询的任务是解决心理问题本身,不包括引发心理问题的具体事件,即咨询师不介入、不帮助求助者解决任何生活中的具体问题。 (2)时间上的限制。每次咨询时间为 50 ~ 60 分钟,初次咨询时间可适当延长。前后两次咨询时间应相差一周。咨询结束,咨询关系也就结束,不能以朋友关系进行来往。 (3)感情限制。咨询师与求助者之间的接近是有限度的,双方之间的沟通只限制在工作范围内,对求助者的关心也只限制在心理问题或心理障碍上。咨询师任何形式介入的目的和前提都是有利于求助者的成长,不能掺杂个人的情感因素,尤其是异性之间的咨询。 (4)咨询目标限制。心理咨询的目标只能是求助者的心理问题,若求助者同时有几方面的心理问题,则应设置一个总体目标,下设若干局部目标。在同一时间段内,只能重点关注其中的一个心理问题。在心理咨询的各个阶段以及最后结束咨询时,也要有所限制,应根据具体的实际情况进行评估,不能过于保守,也不能过于冒进

（续表）

要 点	内 容
历史—逻辑—现实相统一的发展观	(1)在咨询开始时，咨询师要考虑求助者心理问题形成的历史原因、个人史根源及其与现实症状的逻辑关系。 (2)在心理咨询的过程中，咨询师须用发展的观点来对待求助者，相信求助者具有自己改变的能力及资源
中立性态度	在心理咨询中，咨询师站在求助者的立场，了解他们的问题，对他们的困惑及处境表示理解，但不予以评价，不掺杂个人的情绪和观点就是中立性态度。 咨询师在咨询过程中保持中立的态度、客观的立场才能对求助者的情况进行客观的分析，对其问题有正确的了解，才有可能提出适宜的处理办法。 咨询师在咨询过程中保持中立性态度可以增强求助者对自己的信任感，方便建立良好的咨询关系

2. 心理咨询师应具备的条件

要 点	内 容
品格	咨询师应有的品格是尊重生命、热爱生活，有利于社会和他人。 咨询师的品格核心是价值观系统，尤其是人生价值观
自我修复和觉察的能力	(1)咨询师有意愿并能够清楚地认识到其自身的问题，并通过个人修养或专业的自我体验，力求解决自己的心理矛盾、冲突，进而在咨询过程中能保持相对的心理平衡，不会因为个人的问题而干扰了咨询工作。 (2)咨询师要察觉并不断调整状态，不因私人问题影响咨询工作。 (3)咨询师如果经常处于心理冲突状态，则说明其并不适宜从事心理健康咨询工作
善于容纳他人	心理咨询师的职业需要之一是善于容纳他人，只有这样，才能营造和谐的咨询关系和安全、自由的咨询气氛，才能接纳各种求助者及其各类问题
有强烈的责任心	(1)咨询师不夸大心理咨询的作用，不欺骗求助者，要真心实意帮求助者解决问题。 (2)咨询师不能因自己的言行使求助者感到问题更严重。 (3)作为咨询师，要做到实事求是，必要的时候可考虑转介
有自知之明	(1)咨询师应知道自身的优点、缺点和能力限度。 (2)咨询师能够合理评价自我生存价值

四、我国心理咨询的历史、现状与展望(识记)

1. 我国心理咨询的简史

(1)20 世纪 30 年代，我国第一位临床心理学家丁瓒进入北京协和医院从事心理学工作。1937 年,丁瓒与丁祖荫合作翻译并出版弗·狄·布鲁克的著作《青年期心理学》。后因抗日战争,心理咨询工作发展中断。

(2)在 20 世纪 50 年代,心理咨询工作以综合快速治疗神经症和身心疾病为开端再次兴起。

(3)在 20 世纪 60 年代至 70 年代,咨询工作受到严重摧毁。

(4)在 20 世纪 80 年代,心理咨询工作重新受到重视,并得到快速发展。

2. 我国心理咨询业的现状

20 世纪 80 年代我国的心理咨询与治疗重新开始活跃。我国第一个心理咨询科室于 1986 年在北京市朝阳医院创立。目前,心理咨询具有的特征是:

(1)心理咨询已经开始职业化,体现在:

①社会化水平。在社会化水平方面,心理咨询的对象可涵盖所有职业群体,社会需求广泛且强烈。

②社会效益。

③经济效益。心理咨询可带来直接的经济利益和间接的经济利益。直接的经济效益是指从业者可以从职业活动的收入中维持生计及为本单位创造收益;间接的经济效益是指求助者经过心理咨询、心理治疗获得心理平衡之后所创造的社会财富。

④组织的建设及信息沟通。

⑤社会的认可。

⑥心理咨询师国家职业标准已经出台。国家劳动和社会保障部于 2001 年 8 月颁布了《心理咨询师国家职业标准》,从业人员资格要符合法律规定。

(2)对心理咨询的需求与咨询力量存在差距。这些差距体现在:

①需求与学科发展之间存在差距,心理咨询在理论和方法学上都不能适应社会需求。

②需求与从业人员之间存在差距,从事心理咨询职业的入职起点低,从业者的素质和业务能力不足。

3. 对我国心理咨询的展望

(1)借鉴西方先进成果,使心理咨询工作与中国社会现实和文化背景相融合。

(2)社会需求的广泛性和心理咨询的普及化,其发展势头强劲。

(3)心理咨询的职业化将继续发展和完善,职业标准要求也要随之提高。评估心理咨询职业社会价值的指标有:

①学科理论和操作程序作为支撑是不是科学的。

②执业人员能力是不是达标的。

③职业的管理体系、业务操作模式、服务体系是不是达到标准化水平。

第二节 历史上的几种理论观点

一、精神分析理论观点(掌握)

要 点	内 容
分区观点	心理结构包括以下三个层次: (1)潜意识。潜意识是心理活动的深层结构,包括原始冲动及本能。这些内容无法直接得到满足,被压抑在潜意识领域,且极其活跃,随时都企图得到满足。 (2)前意识。前意识是心理活动的中层结构,介于潜意识和意识之间。其内容由一些由回忆进入意识的经验所构成。 (3)意识。意识(它的理论被称为"深层心理学")是心理结构的表层,面向外部世界,是由外在世界的直接感知和有关的心理活动所构成
结构观点	人格的三结构是: (1)本我。本我是人格结构中追求生物本能欲望的那部分,是人格的基本结构,也是永存的部分。本我受到阻抑或被延误时,人就会表现出焦虑和烦扰。本我遵循快乐原则。 (2)自我。自我是本我和外界关系的调节者,介于本我和超我之间。自我的调节功能是一种适应环境、个体保存的本能,对本我具有指导和管理功能。自我遵循现实原则。 (3)超我。超我是人格结构中代表良心或道德力量的那部分。超我一旦形成,自我就要同时协调本我和超我及现实三个方面的要求。人在考虑满足本我的本能冲动和欲望的时候,要考虑外界环境是否允许、超我是否认可。父母对超我的影响较大。超我遵循道德原则
动力学观点	心理动力学是精神分析理论(弗洛伊德学说)的核心内容。 (1)早期的动力学观点(泛性论)体现在: ①性本能。性本能又称为力比多。 ②营养本能。 弗洛伊德所说的心理发展动力是性本能和营养本能的复合体。 (2)晚期的动力学观点体现在: ①生本能。 ②死本能

（续表）

要　点	内　容
发展观点	弗洛伊德认为性心理的个体发展有以下几个阶段/时期： (1)口欲期(0～1岁)。婴儿的快乐主要来自唇、口、手指头。在长牙后，快感来自咬牙。 (2)肛欲期(1～3岁)。儿童的快乐主要来自忍受和排粪便，是一种肌紧张的控制。 (3)生殖器期(3～5岁)。儿童的快乐主要来自生殖部位的刺激及幻想，此时容易出现恋母或恋父的情结。 (4)潜伏期(5～12岁)。儿童的兴趣转向外部世界，发展能够应付环境所需要的知识和技能。 (5)生殖期(12岁以后)。生殖期始于青春期，并贯穿整个成年期，主要表现为性欲向异性逐渐转变
适应观点	本能得以实现的两种应对方式是： (1)变相宣泄。 (2)自我保存本能，即自我防御。自我防御使用得当，可免除内心痛苦，能够适应现实生活。但使用不得当会形成各种障碍。 自我防御机制包括压抑、置换、反向、合理化、投射、升华、转移等
相关知识	钟友彬提出了中国的精神分析、认识—领悟疗法。其中，认识—领悟疗法充分利用求助者的认识能力，引导他们认识自己在个体心理发育某一阶段上所发生的某种停滞，并认识到这类心理发育停滞造成的心理、行为特点，进而引导他们认识这些滞留的心理及行为特点与现在的年龄阶段是不相容的、不合理的，最后通过领悟其自身心理与行为的不合理性，达到自觉矫治的目标

典题精练

【例1·单选题】弗洛伊德认为性心理发展的第三个阶段是(　　)。

A. 生殖器期　　B. 潜伏期

C. 肛欲期　　D. 生殖期

A。【解析】弗洛伊德提出了精神分析理论，将性心理的个体发展划分为五个阶段：口欲期、肛欲期、生殖器期、潜伏期、生殖器。

【例2·单选题】根据弗洛伊德的理论，在性心理的发展过程中，潜伏期的年龄阶段大致是(　　)。

A. 1～3岁　　B. 2～3岁

C. 3～5岁　　D. 5～12岁

D。【解析】弗洛伊德认为，性心理的个体发展，可分为如下几个阶段(或时期)：(1)口欲期(0～1岁)。(2)肛欲期(1～3岁)。(3)生殖器期(3～5岁)。(4)潜伏期(5～12岁)。(5)生殖期(12岁以后)。

二、行为主义理论观点(掌握)

1. 行为主义主要代表人物及其观点

代表人物	主要观点
巴甫洛夫	(1)巴甫洛夫提出经典条件反射学说,奠定行为主义理论的基础。 (2)巴甫洛夫主要研究条件反射的形成、消退、泛化、辨别等规律
桑代克	(1)桑代克提出"尝试—错误"定律。 (2)桑代克通过利用动物实验的结果来演绎人的心理,他开创了用心理学的实验法和量化手段研究动物行为学习的先河
华生	华生建立"刺激—反应模式",即 R = f(S) 模式,认为实验不应考虑刺激与反应之间的中间过程。 华生认为行为可以通过学习和训练加以控制,遗传因素没有起到重要的作用。 华生否定主观内省的作用。 华生将行为归结为肌肉的收缩或腺体的分泌,即认为思维只不过是由内部语言所引起的喉头肌肉运动,情绪是内脏和腺体的变化
托尔曼	托尔曼认为有机体的内部因素是中间变量,即在刺激和反应之间存在一个中间变量。其公式为: B = f(S,P,H,T,A) 其中,B 为行为, P 为生物内驱力, S 为环境刺激, H 为遗传, T 为训练方式, A 为年龄。 即行为是生物内驱力、环境刺激、遗传、过去训练的经验、年龄等变量的函数,而不只是由环境刺激决定的
斯金纳	斯金纳提出了操作性条件反射学说。其公式为: R = f(S,A) 其中,R 为反应, S 为刺激, A 为第三变量,即实验者在研究中所控制的实验变量。 斯金纳考虑了某一刺激和某一反应之间的关系和改变刺激与反应之间关系或设置其他条件的作用。 斯金纳提出了"强化作用",即人的行为大都决定于先前行为的后果,而先前行为的后果起到激励作用

（续表）

代表人物	主要观点
班都拉	班都拉提出了社会学习理论，该理论又称为模仿学习理论。社会学习理论体系中的概念主要包括： (1)替代学习(或观察学习)。替代学习(或观察学习)是指人可以通过操纵符号和对外部事物进行思考，来预见行为发生可能的后果。 (2)自我奖赏或批判。自我奖赏或批判是指人可以对自己的行为进行评价，可以对自己的行为进行奖赏或批判(即自我强化)，并不需要依靠外部强化。 (3)人的行为可以自己调节、控制，可以不被外界左右

典题精练

【例3·单选题】社会学习理论体系中的概念不包括(　　)。

A. 替代学习　　B. 行为自控

C. 自我奖赏　　D. 自我实现

D。【解析】替代学习、自我奖赏、行为自控均是新行为主义学派的代表班都拉提出的概念，而自我实现是存在—人本主义心理学中提出的概念。

2. 沃尔普的行为治疗

沃尔普按社会学习理论提出，行为治疗是使用实验确立的行为学习原则和方式，克服不良行为习惯的过程。

行为治疗的目标包括消除或改变内隐活动和外显活动。

“认知行为治疗”的理论依据是“内隐”“外显”活动相一致的观点。其分析、评估的对象是“靶行为”，即可观察、可量化的“关键行为”。

行为治疗的步骤一般包括：

(1)对靶行为进行功能性分析。咨询师在进行这类分析时，要尤其注意靶行为经常发生及很少发生的情境。

(2)标定靶行为的严重程度。

(3)制定靶行为的矫正目标。

(4)制定并实施干预计划，增加积极行为，减少消极行为。

(5)监测干预计划的实施并根据情况进行调整。

(6)结束阶段。

(7)检验阶段。

行为治疗的主要方法有系统脱敏法、自我管理技术、模仿学习、角色扮演、厌恶疗法、强化法、自信心训练、认知—行为疗法等。

行为治疗技术具有的特点包括：

(1)注重形成靶行为的现实的原因，而非其历史原因。

(2)以可观察的外显的或内隐的行为作为评价治疗效果的标准。

(3)根据实验研究,引申出假设和治疗技术。

(4)用尽量客观的、操作的术语描述治疗程序,使治疗过程可以被重复。

(5)精心发现靶行为,并认真选择测量行为改变的方法。

(6)咨询师根据求助者的问题和本人的有关情况,采用适当的经典条件作用、操作性条件作用、模仿学习或其他行为治疗技术。

三、认知心理学观点(掌握)

要　点	内　容
认知心理学	认知心理学认为外部刺激进入大脑后的信息加工是最重要的。 认知是指个体对某一事件的认识及看法,包括对过去事件的评价,对当前事件的解释,对未来发生事件的预期
认知活动的流程	(1)刺激物通过感觉器官能形成感觉材料。 (2)通过赋予感觉材料以具体的意义形成知觉。 (3)通过知觉过程对过去事件进行评价,对当前事件进行解释,对未来事件进行预期。 (4)评价、解释、预期进一步产生各种情绪和行为动机

四、存在—人本主义心理学在咨询心理学中的理论观点(掌握)

存在—人本主义心理学理论的实质是求助者和咨询师之间,将存在—人本主义的人生哲学作为准绳,围绕着求助者的心理问题,进行“平等、自由地”讨论。

存在—人本主义心理学理论相信求助者具有自我实现的能力,强调和谐的治疗关系,即真实的、团结的、真诚的、正直且诚实、没有保守的偏见。

存在—人本主义心理学理论治疗取得成效的关键是使求助者感受到一种和谐、无条件积极关注和共情的氛围。

罗杰斯提出,心理治疗是一种潜在的、有竞争力的个体身上已存在的能力的释放。

人本主义理论要求:在咨询的过程中,心理咨询师要始终保持真诚和一致,敏锐地和求助者联系在一起,时时刻刻关注求助者内心的体验,创造一种平等、自由、温暖、关注、真诚的氛围。

五、人性心理学在心理咨询和心理治疗中的理论观点(掌握)

1. 基本概念

要　点	内　容
人性	人性是人自身与其他动物相区别的质的规定性,是人的三种属性的辩证统一体。人的三种属性是指: (1)生物属性。生物属性被精神属性和社会属性制约着,体现在人作为生物体和外界进行物质交换的过程。 (2)精神属性。精神属性是人性的表现,是以生物属性为前提、以社会属性为内容,是与外界进行信息交换的过程。 (3)社会属性。社会属性是个体对群体的依附本能,是以生物属性为基础、以精神属性为表现形式的,体现在个体与群体间进行利益交换的过程

（续表）

要　点	内　容
人性心理学	人性心理学是从人性出发，通过人的生物属性、精神属性和社会属性之间的辩证关系，把握人的心理活动和心理活动的规律。 人的三种本质属性的具体表现形式就是心理现象，心理现象也是人性的表达
心理动力	人性心理学认为，心理发展变化的动力是与生俱来的人性的内在需要，这种内在需要源于人的三种本能： (1)个体保存、种族延续的本能，即人的生物需要。 (2)认识世界的探究本能，向自然界索取生活必需资料、适应环境的探究本能，即人的精神需要。 (3)为生存而组成人类社会的依存本能，即人的社会需要
个性心理	心理差异的类型有： (1)群体的心理差异。 (2)个体的心理差异。个性心理是彼此有差异的个体心理。 健康的心理就是矛盾不被激化，保持相对稳定的状态
情绪与健康	人的生物需要、精神需要、社会需要获得满足后，就会产生正向的、有利于健康的情绪。若人的这三种需要得不到满足，则结果相反

2. 对心理诊断、心理咨询和心理治疗的认识

人性心理学认为，心理问题是人性的某种属性出现了问题，或各种属性之间的关系失去了平衡。

人性心理学对心理问题的诊断，不能停留在症状学的水平上，应当全面收集与人性的生物属性、精神属性和社会属性相关的资料，经过对比与综合，在症状的背后，从人性的内涵中找到症状形成的主要原因和次要原因。

咨询、治疗的基本原则是使触及人性中的各类失衡状态重新恢复到相对平衡的状态。

第三节　心理咨询的对象、任务、分类和一般程序

一、心理咨询的对象、任务（重点掌握）

1. 心理咨询的对象

(1)精神正常，但因一些与心理有关的现实问题而请求帮助的人群。

(2)精神正常，但因心理健康水平较低，产生心理障碍而请求帮助的人群。

(3)临床治愈或潜伏期的精神病患者（特殊对象）。

2. 心理咨询的任务

心理咨询任务的目的是通过提高人的心理素质，使人能健康、愉快、有意义的生活。

其具体内涵包括：

(1)认识自己的内外世界。咨询师应向求助者指出人有积极适应能力，指导求助者认识自己的内外世界。求助者能正确认识内外世界的相互作用，并能积极适应，这对有宿命论思想的求助者改变行为和态度很有帮助。

在认识自己的内外世界时要侧重对内部世界的认识和评估，因为大部分的心理问题都是自己未解决的内部冲突的表现。尤其是在求助者自己认识不到问题的内在，缺乏自知之明。

(2)了解及改变不合理的观念。咨询师要帮助求助者纠正非理性的思维与观念。

咨询师还要帮助某些求助者总结其经验教训，学会评估其思维、观念是否合理。

(3)学会面对现实和应对现实。

①面对现实。在当前的情境中，咨询师应告诉求助者只有通过现实的努力才能解决问题，不能沉溺于过去，不要逃避现实，也不要惧怕未来，现实的此时、此地才是最重要的。

②应对现实。咨询师将求助者拉回到现实中，并通过感性反应、理性反应和悟性反应三种方式引导求助者解决现实的问题。

(4)咨询师要使求助者学会理解他人。

(5)咨询师要使求助者正确认识自我，增强自知之明。

(6)咨询师要协助求助者构建合理的行为模式。在咨询过程中，若求助者对造成自身困扰的原因和行为模式有了充分认识觉悟，即求助者已经做好了接受改变及采取行动的准备，咨询师可通过公开和直截了当的形式来启发、鼓励和支持求助者建构“新的有效行为”。

建立“合理有效行为模式”的最佳时机是求助者的确形成了合理的想法，可是他仍然不能行动起来，当他为此而深感苦恼的时候。咨询师要善于把握这个最佳时机，依计划行动，帮助求助者实施有效的行为。

解决心理问题的关键在于求助者是否具有合理的认识和发自内心想要改变的动机，进而能否将合理的思想和观念落实到实际行动。

二、心理咨询的分类和一般程序(重点掌握)

1. 心理咨询的分类

分类依据	内　容
按性质分类	(1)发展心理咨询。人的每一阶段都可能产生困惑和障碍，发展心理咨询可以帮个人，使个人达到更佳的状态，了解并开发潜能。 (2)健康心理咨询。健康心理咨询针对的是精神正常的人发现自己的心理平衡被打破进行的咨询

（续表）

分类依据	内　容
按规模分类	(1)个体心理咨询。个体心理咨询在方式上表现为一对一的咨询。在内容上表现为帮助求助者解决个人的心理问题。 (2)团体心理咨询。在团体情境中，咨询师向求助者提供心理指导和帮助就是团体心理咨询
按咨询时长（即时程）分类	(1)短程心理咨询。短程心理咨询是指在相对短的时间内，一般是1～3周内，所完成的咨询。其目的是解决求助者的一般心理问题，并在短期内追求好的疗效。 (2)中程心理咨询。中程心理咨询是一般在1～3月内完成的咨询，有完整的咨询计划、咨询预后，追求中期以上的疗效。 (3)长期心理咨询。长期心理咨询的用时一般在3月以上，针对的是严重心理问题或神经症性的心理问题。治疗时，咨询师要制定详细的咨询计划，并在咨询的每个阶段进行疗效巩固措施，追求中期以上疗效
按形式分类	(1)门诊心理咨询。门诊心理咨询是在门诊或心理咨询中心面对面地进行沟通交流，是咨询工作中最主要、最有效的方法。其特点是能及时对求助者进行各类检查和诊断，及时发现问题，并做出转诊、会诊等妥善处理。 (2)电话心理咨询。电话心理咨询是心理咨询工作人员利用电话对求助者进行支持性咨询。 电话心理咨询具有比较方便又迅速的特点。 电话心理咨询在早期多用于危机干预，防止自杀、暴力行为等恶性事件的发生。 (3)互联网心理咨询。互联网心理咨询是心理咨询工作人员通过互联网来帮助求助者的一种咨询。 互联网心理咨询的优点有： ①可以突破地域限制。 ②可以凭借行之有效的软件程序，进行心理问题的评估和测量。 ③可以将咨询过程全程记录下来，便于咨询师深入分析求助者的问题和进行案例讨论。 ④在一个付费咨询体系中，咨询协议的具体化、程序化将让人们更容易接受

典题精练

【例4·单选题】最主要和最有效的心理咨询形式是（　　）。

A. 网络咨询　　B. 电话咨询

C. 门诊心理咨询　　D. 书信咨询

C。【解析】门诊心理咨询、电话心理咨询、互联网心理咨询都是常见的心理咨询方式，其中门诊咨询是心理咨询中最主要和最有效的方法。

2. 心理咨询的一般程序

要　点	内　容
收集资料	(1)收集资料的途径有： ①摄入性会谈记录。 ②访谈记录。 ③观察记录。 ④问卷调查、心理测量。 ⑤实验室心理或生理记录。 (2)收集资料的内容包括： ①人口学资料。 ②含生理、心理、社会适应的个人健康史。 ③个人成长史。 ④个人生活方式、个人受教育情况。 ⑤含生理、心理、社会适应的家族健康史。 ⑥对自己家庭及其成员的看法。 ⑦目前的生活、学习、工作状况。 ⑧自我心理评估(优缺点、习惯、爱好，对社会、家庭、婚姻的看法，对目前所从事工作的看法，对个人能力及生存价值的评估)。 ⑨社会交往状况(与朋友、亲戚、同学、同事、邻里的关系)。 ⑩近期生活中的遭遇。 ⑪求助目的和愿望。 ⑫求助者的言谈举止、情绪状态、理解能力等。 ⑬求助者有无精神症状、自知力如何。 ⑭心理冲突的性质及强烈程度。 ⑮自身心理问题发生的时间、痛苦程度以及对工作、生活的影响。 ⑯与心理问题相应的测量和实验结果
分析资料	(1)排序。将所有资料按照出现时间的先后顺序进行排序。 (2)筛选。按可能的因果关系，剔除那些与症状无关的资料。 (3)比较。将所有症状，先按时间进行排序，然后按因果关系确定主症状和派生症状。 (4)分析。将与症状相关的资料进行分析，找出造成问题的主因、诱因
综合评估	(1)分析比较主诉、临床直接或间接所获资料(含心理测评结果)。 (2)解释主因、诱因与临床症状的因果关系。 (3)明确心理问题的由来、性质及严重程度。 (4)明确心理问题在症状分类中的位置
诊断	诊断是根据综合评估结果而形成的

（续表）

要　点	内　容
鉴别诊断（防止误诊的措施）	(1)症状定性。依据症状的表现确定它的性质称为症状定性。 (2)症状区分。通过细致区分已经定性的症状和在现象上与其相近、性质相类似的其他症状，做出明确判断的过程称为症状区分。 (3)症状确定。明确鉴别诊断的关键症状和特征的过程称为症状确定。 (4)症状诊断。依照现行的症状诊断标准进行鉴别诊断的过程称为症状诊断
制定咨询方案	咨询方案是心理咨询进入实施阶段时必备的文件，是依据当前求助者心理问题的性质、采用的治疗方法、咨询的步骤、咨询的期限、计划中所要达到的目的等具体情况制定的

第四节　不同年龄阶段的心理咨询

不同年龄阶段的心理咨询（重点掌握）

要　点	内　容
幼儿期、儿童期	针对3岁之前的婴幼儿，给予其安全感非常重要。 0～5岁的婴幼儿的情绪结构比较简单，家庭关系易影响他们的情绪结构。这一阶段的心理障碍主要表现为行为障碍，行为障碍包括多动、多余动作、缄默、攻击或退缩等行为。 4～6岁的儿童有了简单的道德观念，成人对他的评价可能影响其人格发展，不恰当的语言与行为会伤害孩子的心理
少年期	自我意识迅速发展的时期是少年期。 成人的态度对少年的心理和个性影响很大，成人要注意对待他们的态度。 心理障碍产生的原因有学前期不良教养和入学后成人或教师不恰当的对待。 13～16岁的男孩和12～14岁的女孩，自我意识的发展进入一个新的阶段，在学校和家庭中开始有独立意识，不再完全盲目服从成人，对教师与父母的意见虽不敢直接反对，但却有自己的看法。在家长制的约束下，孩子们的内心开始反抗。 青少年在这一时期的情绪体验迅速丰富起来，他们寻找友谊、同情、理解，有一部分青少年甚至萌发了性爱。情绪反应的方式以及内心体验随着青少年情绪结构的复杂化也变得多种多样。 社会和家庭对青少年生活、学习方面的要求，承担部分社会和家庭责任，承担某些道德责任以及提高独立生活能力的要求等有所提高和多样化
青年期	为进取而处在不间断的焦虑之中是青年人心理问题的特征之一。 青年产生心理障碍的内在根源是个性稳定性较差。 造成青年时期心理问题的关键是将社会需要变成压力还是动力。 这一时期青年会更多地对外貌进行关注

（续表）

要 点	内 容
中年期	中年人承担着社会、家庭的重负和压力，面对的问题很多，如子女教育问题、婚姻关系问题、工作压力问题、经济生活压力问题、自身发展问题、父母健康问题、自身健康问题等。 中年人必须不断拼搏和奋斗，不断战胜自己，实现青少年时期的理想，处在理想和现实的矛盾挣扎中。 中年人往往具有疑病倾向
老年期	老年人主要的心理需求包括： (1)健康和依存的需求。 (2)安静的需求。 (3)工作的需求。 (4)尊敬的需求

第五节　婚恋、家庭心理咨询

一、恋爱问题的心理咨询（识记）

爱情是人通过满足对性、美感和依附的三种基本需求，并获得体验的过程，也是男女双方相互依存与性、情互相给予并彼此理解和接纳的过程。

爱情是不理智的，使人盲目，使人疯狂。

在恋爱问题心理咨询中，分析问题时既需要感性的认识，也需要理性的思维。

二、婚姻问题的心理咨询（掌握）

婚姻中，男女之间拥有浪漫爱情、道德规范、法律责任、经济关系、家族社会关系等因素。

婚姻关系的三个要点：情爱、理解、相互依附。

(1)在婚恋问题的心理咨询上，咨询师的一般原则包括：

①心理咨询师应遵守与婚恋相关的法律、道德规范，但是，应当在法学和伦理学之外的心理学范畴工作。

②心理咨询师在开展工作前，应先判断感情的性质及程度。

③心理咨询师应帮助处在非理性的恋爱生活中的求助者分析、梳理心理因素。

④心理咨询师应帮助求助者改变其不合理的思维方式。

(2)影响婚后夫妻关系的因素包括：

①结婚动机。如果是因为动机偏离造成的婚后关系发生问题，咨询师重点集中在重新整合结婚动机的方面。

②恋爱过度情绪化。过度情绪化会使婚后生活变得杂乱无序，咨询师要指导求助者用理性的态度对待现实的婚姻生活。

③角色适应不良。

④性格相容问题。咨询师要帮助夫妻双方学会性格互补的技巧，扩充彼此的心理相容度。

三、家庭问题的心理咨询（掌握）

要　点	内　容
定义	在现代社会，家庭是个体合情、合法、合理地满足人的生存、发展和自我实现需要的特殊社会功能性组织
家庭心理咨询的主要原则	(1)咨询师要使所询问的问题具体化、客观化。 (2)咨询师必须以求助者的看法为核心展开讨论。 (3)咨询师只与求助者讨论解决问题的各种可能性，不替其做出选择。 (4)咨询师尊重求助者的隐私，替求助者保守秘密。 (5)咨询过程夫妻双方最好同时参加
亲子关系心理咨询	(1)亲子关系的三层内涵： ①自然的血缘关系。 ②人伦道德关系。 ③法定的养育、监护关系及法定的赡养关系。 (2)构建良好的亲子关系的三个基本条件： ①亲子双方对亲子关系有一个全面的和正确的理解。 ②亲子双方对人伦道德的态度是端正的。 ③亲子双方采用变化发展的眼光看对方，并且对亲子关系的年龄阶段性有正确的认识

典题精练

【例5·多选题】就亲子关系的本质来看，其内涵包括(　　)。

A. 法定的赡养关系　　B. 自然的血缘关系

C. 法定的监护关系　　D. 人伦道德关系

ABCD。【解析】亲子关系本质的内涵包括：自然的血缘关系；人伦道德关系；法定的养育、监护关系和法定的赡养关系。

第六节　性心理咨询

一、人类性科学概述（识记）

1. 人类性科学概念的外延和内涵

要　点	内　容
外延	(1)人类性科学的外延包括性道德、性法律、性生理、性医学和性心理学五类。 (2)性行为是本能

（续表）

要　点	内　容
内涵	(1)性的生物因素。性的生物因素是人类性活动的基础,受中枢神经系统和神经内分泌系统所影响。 (2)性的心理因素。性的心理因素(包括性需求、性动机、性态度、性经验、性情绪、人格特征等因素)影响人类性活动。 (3)性的社会因素。性的社会因素(包括宗教、家庭、人际关系、道德和法律等因素)塑造、调整及影响人类性活动

2. 人类的性特征

要　点	内　容
普遍性	(1)任何人都与性有关,性是一个自然的生理现象。 (2)个体是性交的产物,因为只有性交才能导致怀孕。其中人工授精是特例
功能多样性	(1)满足人的生殖需要,是生儿育女的手段。 (2)维系夫妻关系的纽带。 (3)满足人的心理需要,维持人的心理健康和平衡。 (4)在某些人群中,性是达到性以外的某种目的的手段
选择性和排他性	(1)性行为是灵活的、有选择的动机性行为。人的性行为的对象或目标是经过选择的。 (2)人的性选择和排他性是以婚姻方式来保障的。排他性既是人心理的要求,也是法律要求和保护的
责任性	性活动的主要目的是进行生殖繁衍,种族延续。一切有责任能力的个体,要对其性行为的一切结果负全部责任
文化—社会制约性	不同的文化、不同的社会有不同的性活动

3. 性道德

要　点	内　容
含义	性道德是对性行为的规范
功能	(1)调节功能。 (2)控制功能
特点	(1)多样性。多样性指不同地区的文化、社会、民族、宗教、同一社会中的不同阶层对性有不同的道德评价。 (2)继承性。 (3)一致性。一致性指性通常发生在婚姻范围内。 (4)双重性。双重性是指性道德在理想期待与现实行为相脱节,对男女性道德的评判标准也不一样

（续表）

要　点	内　容
现代性道德的特点	(1)严肃性。性是双方爱情的表达，性应在婚姻内进行。 (2)平等性。双方在自愿的基础上发生性行为，享有同样的权利和义务。 (3)科学性。性行为的发生要遵守性医学、性生理学、性心理学的原则

4. 性态度

要　点	内　容
定义	性态度是由性认知、性情感和性行为倾向三种因素构成的稳定的心理状态
内涵	(1)性认知。性认知是三因素中最重要的部分，具体包括： ①性认知是对性法律、性道德等性规范的认识。 ②性认知是对性知识的理解。 (2)性情感。性情感是个体对性行为的体验，性情感成分是个体对性生理反应的一种主观感受。性情感成分会使性态度变得稳定和持久。 (3)性态度。不同个体对性有不同的态度，且个体的差异比较明显。 性行为倾向是个体对性行为的期待、意向和要求，具有较强的情景性，受环境和个体心境的制约

二、性心理咨询的内容与方法（掌握）

1. 性心理咨询工作的基本要求

(1)性心理咨询工作的基本宗旨是：

①根据科学和心理学的原则，对人类性行为做出的本质的说明，帮助求助者将其性行为由“自为”转向“自觉”，由愚昧转向文明。

②个体借助于对性行为的科学认识，排除性心理障碍，澄清性道德的混乱，从而从苦闷、冲突、迷惑中解放出来。

(2)坚持性道德、性心理、性生理、性法律、性医学五位一体的结合是性心理咨询工作的基本原则。

2. 儿童期的性心理咨询

(1)咨询对象有：

①有问题的儿童。咨询师帮助有性心理问题的儿童解决困惑。

②问题儿童的家长。咨询师帮助儿童的家长进行性教育的指导。

(2)性心理咨询的内容主要包括性别认同、性冲动的困惑、性好奇三个方面。

要　点	内　容
性别认同	个体在生物、心理和社会学层面的性认识不总是一致的。 干预方式有：家长或其他社会成员可通过取名字、穿衣服、买玩具、做游戏等方式进行干预

（续表）

要　点	内　容
性冲动	儿童也会存在性冲动，这是正常现象，成人不必过于紧张。 干预方式有：家长或其他社会成员可采用做游戏、讲故事等方式进行干预，家长不可恐吓孩子，家长不阻止儿童与异性朋友的接触
性好奇	儿童对有性的问题也会好奇。 干预方式有：家长或其他社会成员对性问题坦诚相告，有问必答即可，不要过分主动，不可嘲笑或斥责

典题精练

【例6·多选题】针对儿童的性心理咨询的内容一般包括（　　）。

A. 性好奇　　B. 性冲动

C. 性别认同　　D. 性法律

ABC。【解析】儿童期的性心理咨询一般包括性别认同、性冲动、性好奇。

3. 少年期的性心理咨询

(1)性机能初步成熟，第二性征开始出现。少年性知识缺乏，容易犯错误。这时，尽早对少年进行必需的性科学教育、辅导，对防止少年的性过失，具有重要意义。

(2)性生理成熟与性心理的不成熟相矛盾。这一阶段少年的思维水平较低，自控能力比较弱，在与异性进行交往时往往是不理智占较大的成分。这时，要及时进行心理咨询、辅导，而不能盲目地进行惩罚。

同时，在进行少年的性心理咨询问题时，还应从成人着手，改进他们的性教育状况，增强他们的性知识，这是搞好少年期性咨询和性心理卫生工作的重要环节。

4. 青年期和成年期的性心理咨询

(1)青年期和成年期的性心理的特点有：

①这一时期是个体生理发育成熟时期，是恋爱、婚姻、生育时期。

②此阶段的咨询集中在恋爱、婚姻和夫妻性生活方面。

(2)关于恋爱，在心理咨询中要引导青年人做到：

①树立正确恋爱观。

②端正择偶动机。

③了解恋爱发展的规律，分清低级、浪漫的性爱和现实、真正的恋爱。

(3)关于性生活，在心理咨询中要做到：

①咨询师应对准备结婚和已婚的青年夫妇进行系统的性功能和性行为方面的教育，使其性生活和谐，防止性功能出现障碍。

②咨询内容比较丰富，包括男女性生活的差异、男女性高潮的标志、正确的性交姿势、如何保持性生活的新鲜感、如何保持适当的性交频率、如何选择和使用避孕方法、如何度过新婚之夜、如何优生优育、最佳生育年龄等方面。

5. 更年期、老年期的性心理咨询

要 点	内 容
更年期	(1)女性的更年期(也称绝经期)是指女性排卵和月经的停止。绝经的年龄一般在45岁至55岁之间。更年期的生理变化首先是卵巢功能开始衰退,对垂体促性腺激素敏感性降低。女性分泌的雌激素减少导致肌肉弹性变小,黏膜萎缩,表现为阴道变薄变窄、润滑作用变弱、乳房萎缩和退化,皮肤变得干燥,皱褶增多和第二性征开始退化。 (2)男性更年期在60岁左右,处在更年期的男性会经常感觉到倦怠、体重下降、食欲减退、性功能丧失、注意力不集中、易激动、易疲劳等
老年的性行为	(1)老年的性行为表现为: ①老年人的性行为方法多样,不一定是性交,可以通过采用拥抱、亲吻、各种抚爱动作等达到性满足。老年人的性行为也不一定要达到性高潮,应根据身体情况,量力而为。如果老年夫妻双方健康且都有兴趣,可选择合适的体位和姿势。 ②在性行为的活跃程度方面,个体差异性较大。老年人的性活跃程度与他们在青年和中年时期的性活动有密切的关系,若想使性器官长期发挥功能,可选择让其持久而有效的工作。 (2)影响老年性生活的心理因素包括: ①兴趣下降。 ②认知偏差。 ③性态度老化。 ④人际关系问题。 ⑤对衰老的恐惧

三、性行为问题(掌握)

1. 性行为问题的原因

(1)生理因素。生理因素包括先天、遗传缺陷或后天疾病等。

(2)心理因素。心理因素包括对性的错误认识或不良性经验。

(3)社会环境因素。社会环境因素包括人际关系不良、生活事件的刺激、风俗习惯的制约等。

2. 咨询心理学中对性行为问题的分类

(1)认知心理学阶段对性行为问题的分类。性心理问题分为以下几类:

①性角色问题。

②性欲望问题。

③性动机问题。

④性对象选择问题。

⑤性能力问题。

⑥性交操作问题。

⑦性交体验问题。

⑧性后果的责任问题。

(2)根据自我体验、行为表现、对生活和工作的影响和对社会功能的影响程度,将性行为严重程度分为以下几种:

①性行为失调。性行为失调是一种偶发性的、偏离正常的性情绪体验、持续较为短暂。性失调是轻微性的,并不严重破坏正常的性行为,是可自行缓解的。性行为失调可能出现的行为有短暂的"同性性倾向""异性厌恶倾向""恋物倾向""偶发阳痿"等。

②性行为障碍。性行为障碍是发生在性行为过程中的由各因素引发的性行为持续性的失常或偏离,而且还将影响到其他阶段性的行为。

③性行为变态。性行为变态又称为性人格变态,是一组以人格变态为基础的性行为的紊乱。性行为变态一定与变态者的早年经历有关,可以在其既往史中找到。

(3)性行为问题的交叉分类。

程度 阶段	性行为问题的严重程度		
	失调	障碍	性变态
性角色	儿童期性角色定向偏差	性心理身份障碍	易性癖
性欲望	性兴奋不足、过强,性压力,有纵欲倾向	性冷淡、性欲亢进、性放纵、禁欲	性厌恶、色情狂
性动机	性动机不纯	性动机偏离、嫖娼、卖淫	性诈骗
性对象	偶然对同性有性兴奋、偶然对异性物品有性兴奋	时常对同性有性冲动但无性行为,时常对异性物品有性冲动	同性恋、双性恋、恋物癖
性能力	功能性勃起不足,偶发早泄、冷阴	长期阳痿、早泄、射精不能,功能性性交疼痛、痉挛	—
性操作和手段	通过听、说秽语或异性服饰发泄性欲,手淫、口淫、意淫,性想象、性梦频繁,性心理投射	秽语偏好、视秽偏好、异装偏好,频繁手淫、口淫,施虐、受虐倾向	秽语癖、异装癖、窥淫癖,手淫、口淫癖,摩擦癖,施虐、受虐淫,露阴癖
性体验	性高潮不足、消退期过长、性满足感减弱	性高潮和性满足缺乏,性交厌恶	异性厌恶症

3. 几种常见的性心理问题

(1)性别角色认同问题。按照性别角色认同方面问题的强度,可将性心理问题分为:

①性角色认同失调。如儿童时期对性别角色即是男生还是女生有定向偏差。

②性角色认同障碍。如性心理身份认同障碍。

③性角色认同变态。如易性癖等。

影响性别认同的基本因素有:

①生物因素。生物因素包括遗传基因性别和解剖生理性别两种。

②心理社会因素。心理社会因素包括性别的自我认识和外在行为的社会认同两种。

性角色认同失调的判别指标是性别自我认同的内心体验。

性角色自我认同受环境和教育因素的影响。

(2)性动机的偏离。性动机的偏离包括:

①奉献动机。

②享乐动机。

③泄欲动机。

④交易性动机。

⑤生育动机。

⑥性别自我肯定动机。

⑦认知动机。

(3)性对象的偏离。性对象的偏离与障碍主要表现在以下几个方面:

①恋物倾向。

②同性恋倾向。

③自恋倾向。

④幻想和梦恋。

(4)性能力问题。性能力问题表现在以下几个方面:

①早泄。

②阳痿。

③冷阴。

④女性交媾疼痛。

⑤射精不能。

同步自测

一、单项选择题

1.(　　)用测量的方法研究心理活动个别的差异,并建立“自由联想”法。

A.卡特尔　　B.高尔顿

C.比内　　D.帕森斯

2.心理咨询师应持中性态度,其做法正确的是(　　)。

A.对于求助者的不合情理的行为直接指出,给予评价

B.对求助者违反社会道德的行为或想法,给予批评

C.以自己的价值取向看待求助者的行为

D.向求助者表示理解,对求助者情况进行客观分析

3.精神分析学说的核心内容是(　　)。

A.分区观点　　B.结构观点

C.动力学观点　　D.适应观点

4. 斯金纳建立了“操作性条件反射”，公式 R = f(S、A)，R 代表(　　)。

A. 刺激　　B. 实验变量

C. 内驱力　　D. 反应

5. 下列关于行为治疗技术的说法中，错误的是(　　)。

A. 用客观的、操作的术语描述治疗过程

B. 注重形成靶行为的现实原因

C. 以实验研究引申出假设和治疗技术

D. 只以外显行为作为评价疗效的标准

6. 存在—人本主义心理学的观点是(　　)。

A. 认为人具有能动作用，与社会环境相互影响

B. 认为人有自我实现的能力，强调和谐的治疗关系

C. 认为心理现象是人性的表达，以精神属性为中心

D. 认为人的心理活动可分为潜意识和意识两大层次

7. 心理咨询的任务不包括(　　)。

A. 使求助者学会理解他人　　B. 协助求助者构建合理的行为模式

C. 帮助求助者认识自己的内外世界　　D. 替求助者做出选择和决定

8. 关于心理咨询资料的分析过程，下列说法错误的是(　　)。

A. 资料分析过程是排序 – 筛选 – 比较 – 分析

B. 排序是将所有资料按时间先后顺序排列

C. 比较是按影响程度确定主症状和派生症状

D. 分析是从所有资料中找出问题的主因和诱因

9. 青年期产生心理问题的症结是(　　)。

A. 社会需要变成压力还是动力的问题

B. 能否适应极具变化的社会角色

C. 能够适应不断增加的社会责任

D. 在社会交往中存在到自卑等不良情绪

10. 中年期心理问题的特点是(　　)。

A. 在青年期的个性发展不完整，存在人格缺陷

B. 向老年过渡生理和心理不能够适应

C. 因认知水平有限，不能自我调节

D. 在社会、家庭和自我的需求重压下产生心理问题

11. 老年人希望能够证明“老当益壮”，体现自身价值，这是(　　)。

A. 安静的需求　　B. 尊重的需求

C. 工作的需求　　D. 健康和依存的需求

12. 在恋爱问题心理咨询中,咨询师应(　　)。

A. 鼓励求助者以客观事实分析
B. 鼓励求助者以恋爱动机分析
C. 鼓励求助者以感观体验分析
D. 鼓励求助者感性和理性分析

13. 家庭问题心理咨询的主要原则不包括(　　)。

A. 将问题具体化、客观化
B. 不要替求助者进行选择
C. 坚持夫妻双方单独参与
D. 必须为求助者保密

14. 现代性道德的特点不包括(　　)。

A. 平等性
B. 科学性
C. 多样性
D. 严肃性

15. 儿童期的性心理咨询不包括(　　)。

A. 性别认同
B. 性冲动
C. 性生活
D. 性好奇

二、多项选择题

1. 促进心理咨询专业发展的因素是(　　)。

A. 社会现实的需要
B. 美国心理学会的建立
C. 学科自身方法学的发展
D.《临床心理学》的诞生

2. 关于限制性观点,下列说法正确的是(　　)。

A. 心理咨询师不得帮助求助者解决引发心理问题的具体事件
B. 每次咨询时间为 50～60 分钟
C. 咨询师可以和求助者一起吃饭、闲聊
D. 咨询目标应锁定求助者的心理问题

3. 弗洛伊德认为潜意识包括(　　)。

A. 原始冲动
B. 潜在需求
C. 欲望
D. 本能

4. 人性心理学认为人的基本属性包括(　　)。

A. 生物属性
B. 精神属性
C. 社会属性
D. 文化属性

5. 心理咨询的对象包括(　　)。

A. 因失恋烦恼的白领
B. 有严重心理问题的大学生
C. 因老伴出轨而焦虑、烦躁老年人
D. 临床治愈的精神分裂症患者

6. 关于心理咨询,下列说法正确是(　　)。

A. 为成长过程中的烦恼而进行的咨询属于发展心理咨询
B. 因内心平衡被打破而进行的咨询属于健康心理咨询
C. 按规模分类,心理咨询可分为个体咨询和团体咨询
D. 互联网心理咨询是最主要且最有效的方法

7. 下列属于心理咨询中鉴别诊断的主要内容的有(　　)。

A. 确定心理问题产生的原因、性质、严重程度

B. 根据症状的表现确定其性质

C. 确定鉴别诊断的关键症状和特征

D. 按现行的症状诊断标准进行鉴别诊断

8. 婴幼儿的心理问题多与(　　)有关。

A. 与父母关系状态　　B. 游戏活动过少

C. 家庭教育方式　　D. 物质生活条件差

9. 亲子关系的内涵包括(　　)。

A. 自然的血缘关系　　B. 法定的养育、监护关系

C. 法定的赡养关系　　D. 人伦道德关系

10. 关于性心理问题,下列说法正确的是(　　)。

A. 性对象的偏离包括异性恋倾向

B. 性身份认同障碍属于性角色认同障碍

C. 性动机的偏离包括生育动机和交易性动机

D. 性能力问题包括射精不能

答案详解

一、单项选择题

1. B。【解析】高尔顿用测量的方法研究心理活动个别差异和建立"自由联想"方法(1882)。卡特尔发表"心理测验与测量"的论文(1890)。比内与西蒙为帮助弱智儿童编制智力测量(1904)。帕森斯职业指导运动的兴起(1908)。

2. D。【解析】心理咨询的中立性态度是指,咨询师从求助者的角度出发了解求助者的问题,对求助者的困惑与处境表示理解,同时不予以评价,不掺杂个人的情绪与观点。

3. C。【解析】心理动力学是弗洛伊德学说的核心内容。弗洛伊德认为心理发展动力是性本能和营养本能的复合体,个体保存和种族延续两种本能同时促进心理发展。

4. D。【解析】新行为主义心理学家斯金纳建立了"操作性条件反射",并给了如下公式:R = f(S、A)的公式。其中R为反应,S为刺激,A为实验者在研究中所控制的实验变量,即"第三变量"。

5. D。【解析】行为治疗技术的特点之一是以外显行为和内隐行为作为评价治疗效果的标准。

6. B。【解析】A项是行为主义的代表人物班都拉的观点。C项是人性心理学的观点。D项是精神分析理论的观点。

7. D。【解析】心理咨询的任务包括:(1)认识自己的内外世界。(2)了解和

改变不合理的观念。(3)学会面对现实和应对现实。(4)使求助者学会理解他人。(5)使求助者正确认识自我。(6)协助求助者构建合理的行为模式。心理咨询师不能为求助者解决实际的生活中任何具体的问题,不能替求助者做决定或选择。

8. C。【解析】比较是将所有症状,按时间排序,再按因果关系确定主症状和派生关系。

9. A。【解析】青年期能否顺利度过取决于自身的个性和能力能否应对社会要求。超负荷压力或者适应不良均会引起心理问题。社会需要变成了精神压力而不是变成心理动力。社会需要是变成压力还是变成动力的问题,是所有青年的共同问题,也是容易造成心理问题的关键所在。

10. D。【解析】中年期阶段的心理特点是,在社会、家庭和自我的需求重压下产生心理问题。

11. C。【解析】老年人工作的需求体现在,刚刚离开工作岗位的离、退休人员,由于骤然间失去工作,社会交往减少,特别容易产生孤独和失落感。因此,他们希望眼下有事可做,希望有人与他们交往,以此才能够体现自身的价值,证明自己依然"老当益壮",获得内心的充实。

12. D。【解析】恋爱中的双方很可能因感情失去理智的判断,在恋爱问题心理咨询中,分析问题时既需要感性的认识,也需要理性的思维。

13. C。【解析】家庭心理咨询的主要原则有:将问题具体化、客观化;不替求助者做选择;以求助者的看法为核心展开讨论;尽量坚持夫妻双方同时参加咨询;必须为求助者保密。

14. C。【解析】多样性是性道德的特点,表现为不同地区的道德评价会存在差异。现代性道德的特点是平等性、科学性、严肃性。

15. C。【解析】儿童期的性心理咨询一般包括三个方面:一是性别认同,二是性冲动的困惑,三是性好奇。

二、多项选择题

1. AC。【解析】咨询心理学诞生后,促进其发展的外在因素是社会现实的需要,内在关键因素是该学科自身方法学的发展。

2. ABD。【解析】限制性观点包括四个方面,分别是时间限制、感情限制、职责限制、咨询目标限制。咨询师不得与求助者建立除咨询关系以外的其他关系。

3. AD。【解析】弗洛伊德认为潜意识是人的心理活动的深层结构,包括原始冲动和本能。

4. ABC。【解析】人性心理学认为人的三种基本属性为:(1)被精神属性和社会属性制约的生物属性。(2)以生物属性为前提、社会属性为内容的精神属性。(3)以生物属性为基础、以精神属性为表现形式的社会属性。

5. ABCD。【解析】心理咨询的主要对象可分为三大类:一是精神正常,但遇到了与心理有关的现实问题并请求帮助的人群。二是精神正常,但心理健康水平较低,产生心理障碍导致无法正常学习、工作、生活并请求帮助的人群。三是特殊对象,即临床治愈或潜伏期的精